大展好書　好書大展
品嘗好書　冠群可期

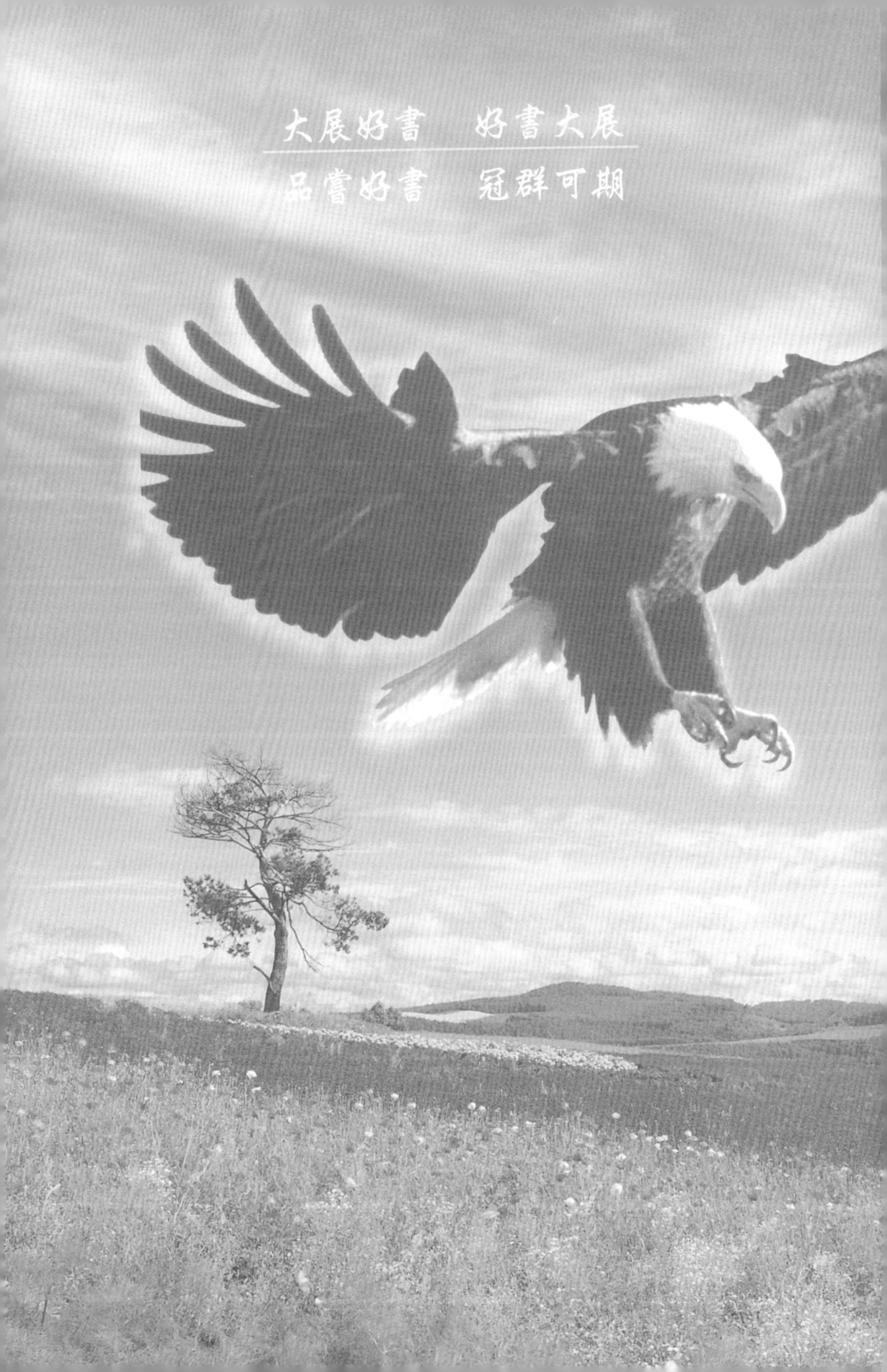
大展好書　好書大展
品嘗好書　冠群可期

元氣系列4

靈芝治百病

醫學博士、癌研附屬醫院醫長
陳瑞東／著
杜秀卿／譯

大展出版社有限公司

前　言

本書不單是為了敘述靈芝的效用而付梓的。

這是因為身為一個處理癌臨床問題的醫生，無論是什麼好東西，我認為都不具有非常完美的作用。

然而活用靈芝卻產生了驚人的效用，我想各位不知道它的效用，的確是一大損失，因而寫下本書，告知大眾。

成人病來自錯誤的生活習慣

以發生癌症、動脈硬化等成人病為主的國內疾病構造，現代醫學很難加以治療，而患者充斥醫院的現狀也很難打破。

「在醫院就能治好疾病嗎？」

「難道只能相信現代醫生嗎？」

我想上醫院就診的人心中都存有這個疑問。但是談到成人病，在向醫院和醫生尋求答案之前，應該先檢視一下自己的生活型態。

痛苦的時候就求神拜佛，這樣是不能解決問題的。

食物的農藥污染、運動不足、脂肪的攝取過多、壓力大的都市生活等，都是造成成人病增加的原因。這些因素都會促進身體的老化、加速動脈硬化。看似便利的都市文明，卻使我們的體內產生了在慢慢進行的重大變化，但是我們並未察覺而持續過著這樣的生活。

因此，想要應付如冰山一角的成人病，除了利用現代醫學進行治療以外，我認為還要靠其他健康法加以預防。

人體只能配合自然的道理而活動。在二十幾歲之前還會不斷製造身體，而後就只能夠維持機能而已。

使用肌肉的機會減少時，心肺機能自然就會減退，而負擔加諸於身體時肌肉就會瘦弱。肌肉功能一旦減退，便很難復原，勉強運動，對身體反而會造成很大的消耗。像中年婦女做有氧運動過度所引起的膝痛就是很好的例子。

雖然年輕時蓄積體力，然後慢慢使用才是理想的方法，因此要配合年齡多做運動，可是我們可以利用身體的時間的確是縮短了。而今國人的平均壽命的確延長，但是以前的人正不斷離開這個世界，在現代社會長大的人，餘命卻不斷縮短。

週期較短的現代社會精神構造，若想使體調崩潰的身體復原，也只能期待短期的成果。所以人們對現代醫學也會有這方面的不滿。最近，心靈餘裕的必要性又再度喚起世人的注意……。

遇到靈芝

靈芝就是菌類。即使靈芝是好東西，它也只是菌類，而非萬能之物。

我之所以對靈芝關心，是因為遇到了某位重要的人。

此人係栽培靈芝的專家，就是黛文丸。現在在東京日本橋開了一家公司，努力推廣靈芝，並介紹關於靈芝的正確知識。

還有一位是長年從事靈芝基礎研究的藤原弘博士。在去年為止，他還是防衛廳航空醫學主席研究員，進行基礎研究，經由實驗證明本書所介紹的靈芝的增強體力作用。

遇到這些人，得到純粹的靈芝，讓我有機會檢討關於靈芝對身體造成的影響的資料。此外，靜岡大學的水野卓教授關於靈芝葡聚糖的龐大研究成果，也可以幫助我們從科學的觀點來了解靈芝。而其關鍵就是利用黛文丸提供的靈芝，對癌症患者進行治療。

利用靈芝與漢方藥減輕癌症症狀

下面要介紹的是利用靈芝與漢方藥能夠良好控制癌的進展與伴隨癌症產生的症狀之例子，患者是罹患原發性肺癌的六十四歲男性。

他在診斷罹患肺癌後切除了肺，利用抗癌劑進行科學療法，因為治療，體重減輕三公斤，食慾減退、體調不佳，而且合併出現糖尿病症狀。

於是讓他服用能夠有效控制血糖的靈芝與漢方藥的補中益氣湯、加工附子，結果恢復食慾、體調良好，漸漸的能夠工作了。

然而三個月後，癌轉移到骨骼，必須追加使用抗癌劑。一般而言引起骨轉移就會出現疼痛，這位患者也出現了強烈的疼痛感，於是增加了具有鎮痛作用的加工附子量，同時併用阿斯匹靈，而漢方藥也更換為十全大補湯，觀察情況。

所幸持續服用靈芝和漢方藥，六個月內的抗癌劑治療幾乎沒有副作用，血糖和肝功能也沒有異常。但是抗癌劑的效果並未出現，骨轉移的現象不斷擴散，右前臂和左股骨溶化，因而出現嚴重的腫脹情形和強烈的疼痛感。

此時追加副腎皮質荷爾蒙，希望能夠產生消炎作用。疼痛和腫脹藉此減輕，患者終於能夠再次工作，周旋於客戶之間，那很有元氣的樣子，令他的同事都感到驚訝。後來並沒有發生新的骨轉移，體調亦無不良變化。

令人驚訝的是並未投與通常需要用上的嗎啡，然而骨轉移的疼痛卻能順利地控制住。

可惜因為在癌症末期出現的特殊衰弱狀態的惡液質，而使得體調逐漸不良，在最初切開肺的一年六個月後，他安詳的與世長辭。

但在死亡前四天，還能夠維持普通的飲食，日常生活也不需要任何照顧。負責為他治療肺癌的主治醫師，認為這是一種進行癌，可是病情輕微，而且能夠過著日常生活，雖然年紀大了，卻能延長壽命這麼久，令他感到訝異。

靈芝的本領是「未雨綢繆」

由上述例子知道，靈芝與中藥、西藥合用，即使癌症不斷進行，但是營養狀態並未惡化，而伴隨癌症產生的症狀也會減輕，甚至可以過日常生活。當然，並不是所有人都可以得到這麼好的結果，但這療法值得一試。

利用靈芝的真正價值並不是「在痛苦時依賴神」的效果，而是當成「未雨綢繆」的手段。

也就是說，罹患疾病以後再來治療，效果畢竟有限，在未病階段就以預防為目的，當作健康法來使用靈芝，才具有真正的意義。

談到癌，不要等到進行癌再服用靈芝，要在預防癌症發生的階段服用靈芝。

例如，得知罹患癌症以後，為了維持對抗癌症的體力，在日常生活中應該怎麼做便是重要的課題。

關於這些問題，本書將有明白簡單的解說。同時基時於實驗和經驗的事實，介紹靈芝對於病態的發生所產生的抑制作用。

那麼要服用多少才夠呢？目前還不明白。理由是靈芝的價格昂貴，係健康食品，而且能夠大量利用靈芝的時日尚淺，因而到目前為止尚未檢討出適當的投與量。關於這點，還要多加研究。

若是期待靈芝中的多糖類產生效果，則其反應性依個體的不同當然會有差異，所以一定要仔細地觀察，因人而異來決定最適當的量。

目錄

第二章　強化體力的靈芝秘密

第三章　靈芝是夢幻制癌劑

第四章　陸續了解靈芝的藥理作用

第一章

靈芝是沒有副作用的天然醫藥品

爲什麼現在要使用靈芝

現在是追求生活品質的時代

國人的平均壽命提高了，今後這麼長的老後生活該如何度過，將是一大課題。「如何過活」當然是很重要的問題，可是「如何健康的過活」更形重要。

大多數人對於「你想怎麼死去」這個問題，都會回答「希望毫無痛苦的死去」。的確，如果長期臥病在床，生活不自由，因為痛苦而整張臉都扭曲的死去，相信對本人和周圍的親友而言都不是最滿意的結束。

死亡是人類的宿命，所以每個人都希望死得安詳，痛苦較少……基於這個觀點，世人開始討論ＱＯＬ（生活品質）。

對個人而言，提高生活品質是非常重要的事情。當然，本人要如何活著是哲學的問題，但是在與個人死亡有關的醫療現場，這也是必須探討的課題。

例如，光是讓患者困在病床上，並非好的醫療。無論是哪一位病人，對其家人而言都是無可取代的一員，希望在溫暖的家庭、和樂的氣氛中度過，相信這是所有人的願望。

因為體調不良而讓患者住院，其他人則接受門診治療，基本的生活場所應該是家庭，這樣才能讓病人感到心安、穩定。

此外，有些人認為工作才是生命的意義，因而冀望能再度投入工作。若是能夠藉此讓患者再度感覺到生命的意義，才有可能出現好的治療效果。

所以實際治療患者疾病的人，在探討疾病的狀態時，也要考慮到如何使這個人的餘生能夠過得更好，持續摸索並進行治療。

在醫院時是「患者」，但在家庭和社會中卻是「個人」，不論是治療者和被治療者，都該了解這一理所當然的事實之重要性，摸索新的理想像。

化學療法無法避免副作用

目前的癌症治療法一般是進行外科手術、放射線治療、化學療法等。

化學療法就是投與抗癌劑等，使得無秩序增殖的癌細胞的細胞分裂能力停止，是比較特殊的治療法。尤其是對於血癌的治療，非常重要。

如果抗癌劑只會作用於癌細胞，那當然很好，但是不幸的，連分裂的健康細胞都會受損，所以當然會產生副作用。副作用依抗癌劑的種類而有不同，不過可能會在骨髓、肝、腎造成毛病，同時還有食慾減退、噁心、嘔吐、皮膚發黑、指甲變形和變色、脫毛等現象。

這些副作用帶給患者很大的痛苦，精神和肉體都受到嚴重的打擊，因此這種治療反而會造成不安感。如此一來，固然對癌細胞有效，但是患者狀態並不穩定。

也就是說投與抗癌劑殺死癌細胞，扼制癌細胞增殖，卻使得人體原來具有的自然治癒力受損，主作用輸給了副作用，無法得到期待的治療效果。

目前的癌症治療是採用「以毒攻毒」的方式。

像這種具有毒性的治療法在進行時，對生物體如果給予好的刺激，恢復元氣，提昇免疫力的話，或可得到好的結果。若能使患者的體調迅速恢復正常，便能減輕抗癌劑的副作用，同時增進食慾、使精神穩定。

藉此就可提高免疫力，阻止癌細胞增殖或使其自然退縮。

靈芝使進行癌的症狀減輕

癌症是很難治療的疾病，不過隨著現代醫學的進步，治癒率提升，而「癌症是絕症」的觀念也逐漸淡薄。

最近在我所服務的東京豊島區的癌研究會附屬醫院中、發表了國內最初癌症患者十年生存率。從一九八〇年開始接受治療的一、五七五名患者中，八二五人尚活著，亦即癌症患者的十年生存率達到五二·四%。

依癌症進行程度的不同而有差距，如果兩名癌症患者中有一人能夠生存的話，那麼，即使被告知得到癌症，也不要絕望得放棄人生。這是因為癌症是慢性的進行疾病，患者的心情足以影響治療的效果。

為了戰勝癌症，一定要接受自己罹患癌症的事實，積極的進行治療。

我們所說的癌症，包括初期發現能夠治療的癌症，以及進行癌，當然，治療效果和患者的鬥病生活內容完全不同。

進行癌目前的治療效果並不高，必須利用現代醫學與癌症展開慘烈的戰鬥，但是結果仍不看好。換言之，進行癌意謂著死亡的可能性比較高。

這時的治療盡可能要遏止癌，另一方面也要保存體力、緩和痛苦。

在這時期就有服用靈芝的必要了。服用靈芝能夠使體調逐漸好轉，減輕疼痛，患者能夠輕鬆的過著鬥病生活。末期患者除了血糖異常以外，營養代謝也會不順暢，而靈芝對於營養的代謝面會產生好的影響，能夠輕鬆的得到延命效果。

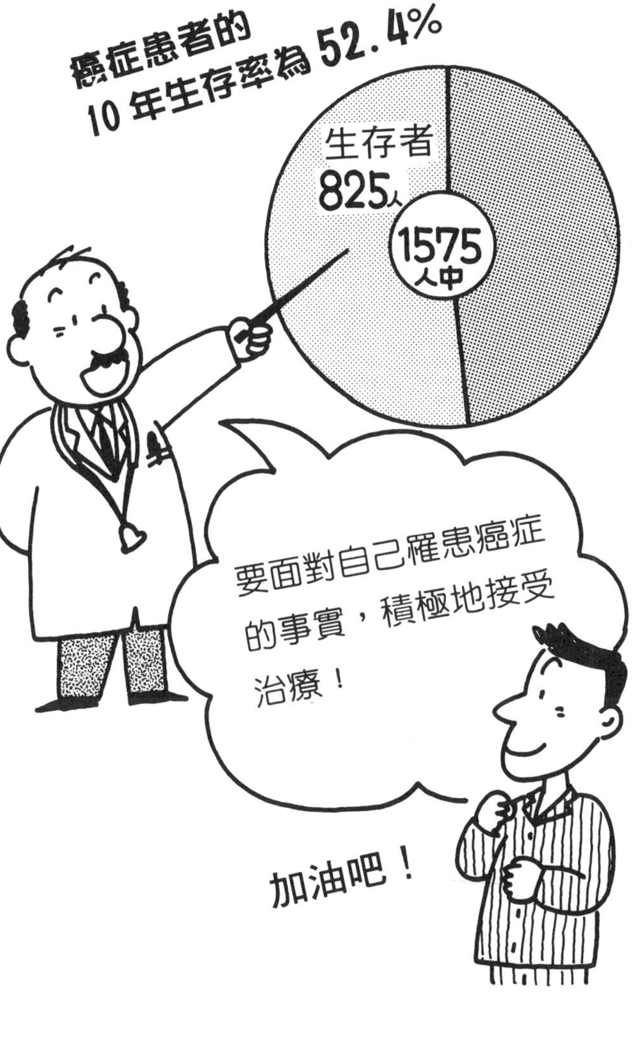
癌症患者的
10年生存率為52.4%
生存者
825人
1575
人中
要面對自己罹患癌症
的事實，積極地接受
治療！
加油吧！

這就與前述的提高ＱＯＬ有關。

當癌症不斷進行，西方醫學很難加以治療時，不只要進行治療法，另一方面也要建立能夠冷靜接受「死亡教育」的環境，所以施行醫療者也要摸索什麼才是對患者的人生最好的方法。讓他能夠享受飲食的樂趣，能夠做自己喜歡的工作，心情平靜，能夠得到他人的尊敬，而在最後的時刻安詳地離去。

靈芝——兩千年的奇蹟

菌類是對成人病有效的最佳食品

或許仍有人沒聽過「靈芝」吧！而從高血壓到癌症為止，它是對所有成人病的能夠產生良好藥效的食品。靈芝是多孔菌科的菌類。

「咦，菌類對成人病有效嗎？」也許有很多人會感到驚訝，但是自古以來，菌類就是優良的健康食品。

中國有「醫食同源」的想法，認為吃不只是為了使舌頭享受美味，或是消除飢餓感，也為了修正身體的失調，使機能正常化。吃也就是「食」，具有醫療的作用。

因此必須考慮素材，在材料方法上下功夫，這些都是「食」的重要要素。而菌類不論香氣或味道都十分深邃，不會吃膩，利用各種不同的調理方法就能展現不同的風貌，的確是最佳食品。

菌類不僅吃起來美味，在維持健康上也具有優良機能的食品，於中國和日本都倍受喜愛。

菌類為什麼對健康好呢？接下來就一面分析基本的營養素，一面為各位做說明。

菌類中所含的蛋白質是氨基酸，尤其是必須氨基酸的含量非常多，這就是甘味的重要成分。

灰分幾乎都是鉀和磷。鉀具有減少血中鹽分量的效果，有助於預防高血壓。

維他命方面則含有對於碳水化合物的代謝作用具有重要作用的B，此外還含有成為D_2根源的麥角甾醇，這是能夠促進牙齒和骨骼發育的維他命，據說其他植物中的D_2含量都很少。

另外，像香菇等含量較多的香菇嘌呤物質，具有將膽固醇排出體外的作用，能夠預防動脈硬化。

茯苓具有利尿、鎮靜、強壯、降血糖作用，而豬苓具有解熱、利尿作用。

至於熱量方面，菌類全都是超低熱量食品，確是減肥者的最佳拍檔。

以上是大致的說明，相信各位已然了解菌類確是維持健康的優良食品。尤其是要預防高血壓，動脈硬化等成人病，它是不可或缺的食品。

出現於中國最古老的藥物書中

具有優良藥效的菌類當中，在中國自古以來就受人推崇、對萬病有效的便是靈芝。靈芝的歷史悠久，在中國最古老的藥物書中就已出現它的名字。

中國在兩千年前就將靈芝視為「治萬病的藥草」，非常重視，而在日本的《日本書紀》中亦曾記載它的名稱。

靈芝的學名是萬年茸。這名字據說源於乾燥的靈芝不會腐爛，能夠保持美麗的光澤。

不過野生靈芝非常少有，很難到手，因而又有「夢幻藥草」之稱，並帶來許多傳說。

古代中國的古書中記載「宮中長靈芝，為天下太平之象徵，會舉辦慶祝宴席，下達大赦令。」

而仙人用來使死者復生的不老不死藥，實際上就是靈芝。

所以靈芝就好像麒麟、龍一樣，據說只在「天子行仁政時才會從天而降」，不但珍貴，更是吉兆，所以受人尊崇。

會帶來幸福、趨吉避凶的菌類，又稱作「幸茸」、「福茸」、「神芝」、「吉祥茸」。

此外，因為它美麗的形狀和光澤，也可以當成高貴的裝飾品或鮮花的素材。

號稱有幾千年歷史的中藥中，靈芝不失其神秘的魅力，一直傳承到現代。

表 1　蕈類的一般成分（可食部　乾燥物%）

成分 \ 蕈類		金菇	木耳	香菇	滑子蕈	紅汁乳菇	平茸	袋茸	真玉蕈	多瓣奇果菌	蘑菇※	松茸
蛋白質		26.2	10.4	22.7	27.5	25.8	34.4	34.1	28.0	41.1	47.6	17.1
脂肪		4.9	1.2	3.8	5.0	3.1	3.1	2.3	4.0	7.8	6.1	5.1
碳水化合物	醣類	52.4	70.4	59.2	55.0	56.1	42.7	39.5	49.3	26.7	20.7	62.4
	纖維	8.7	12.8	10.0	7.5	7.6	11.5	12.8	9.3	15.6	9.8	7.7
灰分		7.8	5.3	4.7	5.0	7.6	8.3	14.0	9.3	8.9	15.9	7.8
無機質（mg／100g）	Ca	10	209	13	75	46	11	93	27	11	98	51
	P	78	244	302	825	909	104	291	1,000	1,444	1,098	342
	Fe	9	51	5	13	15	7	8	15	6	6	11
	Na	39	32	21	150	31	21	5,001	120	11	37	17
	K	349	1,392	2,352	2,250	3,030	3,543	535	4,000	3,666	6,832	3,506
維他命（mg／100g）	B_1	3.01	0.22	0.64	2.00	3.94	4.17	0.12	1.07	2.78	7.44	0.86
	B_2	2.13	1.28	1.90	2.50	11.36	4.17	1.28	6.67	5.40	7.00	4.30
	煙酸	78.6	4.8	20.2	82.5	48.5	111.5	7.0	120.0	101.1	58.6	68.4
水分(%)		89.7	93.2	91.1	96.0	93.4	90.4	91.4	92.5	91.0	91.8	88.3

※造茸

靈芝是沒有副作用的「上藥」

到底靈芝具有什麼藥效？在中國流傳下來的醫書中對「靈芝」的記載如下：中國最早的藥書《神農本草經》，編纂於後漢年間（西元二五～二二〇年）。書中解說三五六種藥，依其效能不同分為「上藥」、「中藥」、「下藥」。內容寫於大概兩千年前，但是幾乎網羅現在所使用的大部分生藥。

靈芝收於「上藥」部。

所謂上藥是「具有養生的目的。無毒，即使長期服用也沒有副作用，能夠輕身、益元氣、防老化，具有延壽命藥效」，計有一二〇種藥。靈芝分為青芝、赤芝、黃芝、白芝、黑芝、紫芝六種，都在上藥之列。

人參和甘草亦是「上藥」，都是大家所熟悉的生藥。

有些藥具有速效性，偶爾會出現強烈副作用，而長期使用會造成身體的某些損

靈芝屬於上藥，即使長期服用，副作用也甚小！
何謂上藥
以養生為目的的物質。無毒，即使長期服用也不具副作用。能夠增益元氣，防止老化，延年益壽。
靈芝
6種類
青芝 紅芝 黃芝 白芝 黑芝 紫芝

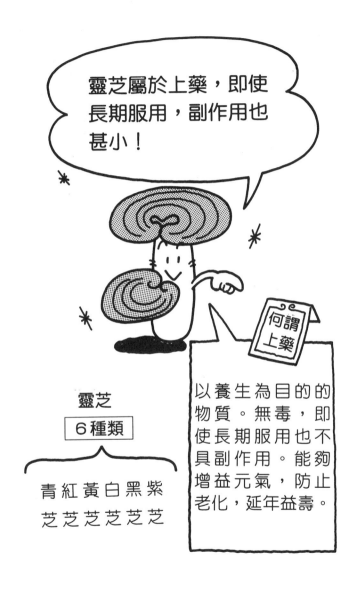

害，在市售藥品的效能書中會列舉出這類留意事項，一般大眾也都知道。

像靈芝這種「上藥」就算長期服用，發生副作用的可能性也非常低，而且長期服用反而能夠維持健康，保持生化規律正常狀態，抑制老化。

換言之，「上藥」就是對身體溫和的藥物。

「中藥」則有葛根、芍藥、石膏、麻黃等生藥，具有發汗、解熱作用、鎮痛作用等，能夠改善疾病狀態。但是可能引起副作用，治療使用時必須格外留意。

「下藥」雖然具有改善重病狀態的作用，但是效果極端，說穿了就是「以毒攻毒」，宜避免長期服用。像附子、半夏、杏仁等生藥即是。

這是兩千年前的分類法，以現代的觀點來看多少會有些問題，然而藥物對人體之影響的綜合看法，的確值得注意。

基本上服用藥劑是為了改善某種病態，通常都會有主作用和副作用。

但是不能只看到主作用，也要注意副作用。中國的藥書列舉「上藥、中藥、下藥」，就是要提醒利用生藥者注意，因而加以分類。

上藥就是能使身體代謝及荷爾蒙作用正常化，使全身機能順暢，引導出原有的健康狀態的藥物。靈芝自古以來受人珍愛，持續使用，為上藥之一，廣泛滲透到民間，值得信賴，理由就在於此。

靈芝是大家所熟知的上藥，然而外表仍有一層神秘的面紗，這是因為靈芝很難天然生成，不易大量取得，所以要具體檢討藥效就有所困難。

幸好近年來藉著人工栽培獲得成功而能夠量產，終於能夠以現代的科學手法顯明其藥效。

現在一般人看到靈芝的機會也增加了，在中藥店也買得到，此外，市面上也有賣含靈芝萃取劑的營養口服液。

而今最尖端的醫學範疇也注意到靈芝的威力。已撕掉神秘面紗的「妙藥」靈芝，藥效已獲得科學的證明。

從傳說的時代到人工栽培的時代

由於人工栽培成功而得見天日

靈芝是多孔菌的一種。多孔菌的種類超過一〇〇〇種，發生場所和形狀、顏色不同，主要成分也有差別。

靈芝學名萬年茸，是多孔菌科的菌類。主要寄生於闊葉樹，為白色腐朽菌的一種，在自然環境中生長的數目很少。這是因為萬年茸的胞子不容易發芽，而且只能在枹樹、櫟樹等特定樹種的枯木上生長所致。大約在十萬棵樹中只有二～三棵會發現長有靈芝，故而有「夢幻菌」的別稱。

近年來終於開始著手靈芝的人工栽培及其研究。

表 2 靈芝的組成

灰分	1.0%	Na, K, Ca, Mg, Fe, Cr, Mn, Co, Cu, Zn, Ge, Mo
脂肪	2.4%	
糖分	1.5%	
蛋白質	10.7%	
粗纖維	57.6%	甲殼質——本質上與蝦、蟹的物質相同 ＊免疫的賦活：輔助 T 細胞、殺手細胞的活性化 ＊誘導細胞分裂素的產生
碳水化合物（可溶性）	33.6%	不溶性 β-(1→3)-D-葡萄糖(MW5-15 萬) 具有 β-(1→6)單葡萄糖分枝鎖的 β-(1→3)-D-葡聚糖
苦味成分		三類萜

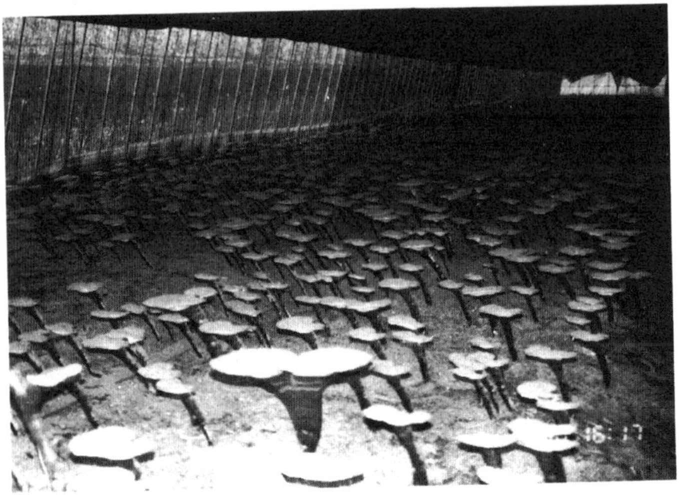

溫室栽培的靈芝。胞子飛散時採收最為理想。

一九三七年，逸見武雄首次嘗試人工栽培，而後到了一九七一年，直井幸雄將種菌進行鋸木屑盆栽而能夠成功的量產。現在使用櫟樹、栗樹、梅樹等原木的露地栽培、溫室栽培已經實用化了。

利用人工栽培，日本的生產量約達一百公噸，而在中國和台灣同時期也盛行靈芝栽培。

靈芝的形狀、顏色、光澤、味道等，即使種菌相同，也會因為原種的產地、系統不同或溫度、光線、溼度、二氧化碳濃度等栽培條件的不同而產生微妙的差距。

一般是以顏色的不同而區分為青芝、赤

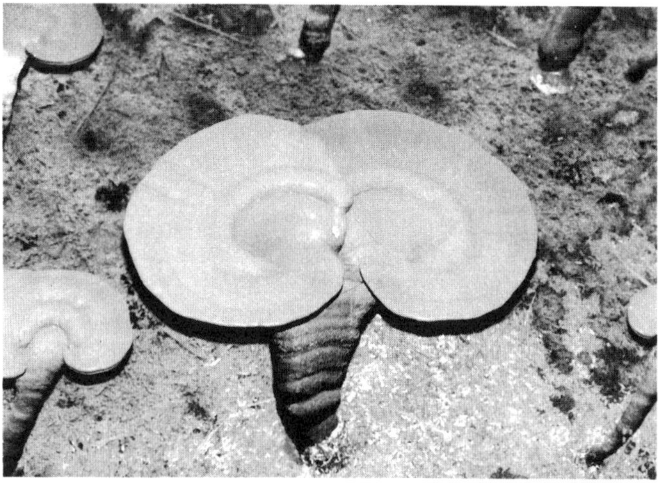

成長的靈芝。非常硬，昔日是將其碾碎煎服。

芝、黃芝、白芝、黑芝、紫芝等種類，依形狀的不同則分為鹿角芝、半角芝、雲芝、肉芝等，目前人工栽培的一般是茶色或赤色的赤芝。

依顏色和形狀的不同，主要成分也有不同，然而詳細情形不得而知。

昔日有「傳說之藥」稱呼的靈芝，而今藉著人工栽培得以量產而能進行研究，其藥效如後面所說的已得到科學的證明。

靈芝的廣泛藥效是什麼

那麼，靈芝到底對於哪些症狀有效呢？

根據中國古書的記載，赤芝「治胸結，益心氣，補中，增智慧，不會健忘」，而紫芝的效果則是「主治耳聾，利關節，保神，益精氣，強健筋骨，改善臉色」。因此中國自古相傳的醫術和漢方的症例將靈芝視作是具有強壯、精神安定、利尿、補血作用的生藥，用來治療關節炎、支氣管炎等。

由於人工栽培成功，西方醫學也開始慢慢的研究靈芝，根據報告顯示，對於各種疾病都具有治療效果。

關於靈芝的藥理作用，稍後會做敘述。總之，對於肝炎、支氣管炎、氣喘過敏和發炎性疾病、耐糖能減退的防止、高脂血症等代謝性疾病、食慾不振、消化不良等消化器官的異常諸症狀都有效。

表 3 靈芝的藥效（根據直井幸雄 1971～1981 年調查）

已知具有淨血、利尿、解毒、保肝、整腸、強心、調血壓、強壯、抗寒、抗菌、消炎、鎮痛、鎮靜等各種作用及其複合作用，具有相輔相成的效果。

作用系	本草綱目記載	改善症例
腦神經系（腦）	安神 不忘 強志意	失眠症、精神不安、神經衰弱、健忘症、腦震盪後遺症、腦溢血
感覺系（眼、鼻、耳、口、皮）	明目 好顏色 通利鼻口	散光、老花眼、白內障、青光眼、眼底充血、鼻蓄膿症、重聽、中耳炎、牙痛、口內炎、齒槽膿漏、面皰、斑點、腫疱、皮膚乾燥
呼吸系（喉、肺）	益肺氣通利鼻口療虛勞	頭痛、支氣管炎、氣喘、過敏性疾病、肝炎、關節炎、肺結核
循環系（心、血）	心腹五邪治痔安神	頭痛、四肢冰冷症、肩膀酸痛、血氣上衝、耳鳴、心悸、高血壓、低血壓、貧血、白血球減少症、心肌梗塞、動脈硬化、腦溢血後遺症、心不全、失眠症、精神不安、生理異常、不孕症、婦科疾病、腎變病、殘尿感、腰痛、神經痛、痔瘡、脫疽
消化吸收系（胃、腸）	心腹五邪	頭痛、食慾不振、消化不良、腹脹、胃內積水、下痢、軟硬、便秘、結痢、四肢冰冷症、肩膀酸痛、倦怠感、過敏疾病、胃腸虛弱、胃炎、胃潰瘍、胃粘膜炎、胃酸過多、腸炎、腸潰瘍、腸粘膜炎、消化器官癌、失眠症、心悸亢進、精神不安、夜尿症、更年期障礙、脫毛、宿醉、腹膜炎、坐骨神經痛
消化吸收系（脾）	益脾氣	疲勞感、黃疸、胃炎、腸炎、肝炎、腎炎、頻尿、腹水、腹膜炎
代謝系（肝、肉、骨）	補肝氣 堅筋骨 補中	頭痛、四肢冰冷症、肩膀酸痛、斑點、面皰、噁心、浮腫、盜汗、血氣上衝、耳鳴、疲勞感、倦怠感、貧血、高血壓、低血壓、瘀血症、心悸、虛弱、失眠症、歇斯底里、神經衰弱、婦科疾病、腰痛、神經痛、生理痛、生理異常、習慣性流產、急性肝炎、慢性肝炎、肝硬化、異常肥胖、異常消瘦、腦溢血、骨髓炎
代謝系（膽・胰臟）	安精魂	浮腫、肩膀酸痛、心悸、失眠症、疲勞感、倦怠感、精神不安、神經衰弱、歇斯底里、膽囊炎、膽結石、腳氣、肝炎、腦溢血、動脈硬化、肋膜炎、風濕、腰痛、更年期障礙、癲癇、胰臟炎、糖尿病
排泄系（腎）	益腎氣 利水道	頭痛、浮腫、四肢冰冷症、尿量異常、頻尿、高血壓、腎炎、腎不全、前列腺肥大、夜尿症、腹水、腎變病、神經痛、腰痛、陰萎、尿路結石、溢血、心臟衰弱、精力減退
排泄系（膀胱）	利水道 利關節	浮腫、四肢冰冷症、少尿、殘尿感、腰痛、膀胱炎、膀胱粘膜炎、關節炎、風濕
生殖系（器官、毛）	輕身不老	生理異常、生理痛、排尿病、婦女病、性慾減退、陰萎、脫毛

之處。

此外如表3所示，對於各種症狀都有效，不過詳細的情形目前還有很多不明白

特別值得注意的是靈芝對於癌症患者的作用。癌症患者服用藥物以後，食慾恢復，痛苦和疼痛減輕，且能防止再發。

癌症或是無法完全治好的慢性病患者當然不用說了，對於健康深具自信的人服用以後，靈芝也可以配合各人的狀態而發揮作用，使體調良好，同時具有病情安定化和抑制老化的作用。

由這意義來看，靈芝的確是自古傳下的「不老長壽」妙藥。

第二章

強化體力的靈芝秘密

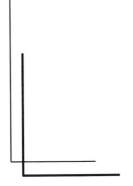

經由動物實驗得知靈芝的藥效

靈芝能消除疲勞、防止疾病

自古以來，靈芝就被視作「治萬病的藥物」而倍受重視，就算是沒病的人，靈芝也很有用。根據很多報告，發現服用靈芝後「恢復活力」、「恢復年輕」而推測它具有這方面的效能。現代人大概都算半個病人，即使沒有上醫院就診，也常常覺得渾身不適，但因每天忙碌，遂放任不理，或是認為沒什麼大不了而未注意。事實上這是來自身體的警告信號。

東方醫學有「未病」的觀念，也就是說罹病之前的狀態，放任不管的話，成為疾病的可能性很高。在不知不覺中勉強使用身體的現代人，都處於未病狀態。如前所述，成人病和平常的生活習慣有很密切的關係。

一旦得到成人病，不太容易治好，因此，平常在未病階段就要消除疲勞，就算生病了，若能培養對抗疾病的充足體力，就能儘早驅走疾病。

但是不斷受到壓力的威脅而堆積疲勞的現代人，想要維持健康並不是容易的事。自覺到體力逐年衰退卻無計可施，也是現實的狀況。

靈芝可說是疲勞世代的強力夥伴。這是因為靈芝中含有能使生物體諸臟器活性化的物質，能夠強化體力，創造一個不易生病的狀態。

因為疲勞或感冒而引起食慾不振、輕微發燒、倦怠的人，服用靈芝不到幾天就感到食慾恢復、倦怠消失的例子，以及失眠症獲得改善的例子很多。

靈芝對於慢性疲勞症候群的效果

說不出是什麼病，但是總覺得疲勞感強烈、無法工作、持續輕微發燒和失眠的人增加了。

這種情形叫做慢性疲勞症候群，工作旺盛期的人突然引起原因不明的疾病，而成為社會問題。

在這個壓力社會中，人際關係的焦躁、過度工作所造成的疲勞堆積、身心失調，都是引起這種症候的原因。

事實上，因此而感到煩惱的人很多，早起時覺得很痛苦，沒有食慾，無法集中精神工作。

出現這些症狀卻認為「只是太疲勞」、「年紀大了嘛」而不理會它，可能就因此忽略了疾病。

首先要重新評估自己的生活規律，找出問題點，而靈芝對於這些症狀有值得一試的價值。

服用靈芝能強化體力，逐漸改善自覺症狀。

經常因為慢性疲勞而感到煩惱的現代人，希望你能注意靈芝的強壯效果。

經由動物實驗得知靈芝的強壯效果

靈芝具有增強體力的效果。防衛廳航空醫學主席研究員藤原弘博士為了加以證明，使用兩種動物進行實驗。

首先用老鼠做實驗，使用ｄｄｒ系老鼠（十二週大的雌鼠和雄鼠），同性的五～六隻分為一群，各群老鼠都是同一隻母鼠所生。

・試驗群①投與靈芝粉末水溶液的雄鼠
・試驗群②投與自來水的雄鼠
・試驗群③投與靈芝粉末水溶液的雌鼠
・試驗群④投與自來水的雌鼠

以固體飼料飼養老鼠，試驗群①、③的飲水中加入〇・二五％的靈芝萃取劑粉末水溶液（靈芝萃取劑粉末〇・二五公克溶於一〇〇毫升水中），讓牠們自由飲用。

另外投與自來水的②、④群，也讓牠們自由攝取。

一八〇天後，使用旋轉籠這種會自動旋轉的裝置，讓各群老鼠在籠內跑，測定一天的行進距離。

結果試驗群①為二五二九一公尺，試驗群②為二〇六三六公尺，試驗群③為二五六一六公尺，試驗群④為二一〇九五公尺。

攝取靈芝萃取劑粉末水溶液的老鼠與攝取自來水的老鼠相比，無論雌雄，行走距離增長了二一～二二％。

其次，使用十二週大的雌雄家鼠所做的實驗，一樣是分成四群，但每群為同性的家鼠十隻。在八週內，強制牠們在皮帶上跑步，練習踏步器行走。後來休息一天，再測定行走到無法繼續的距離。

結果試驗群：①為五四九九公尺，試驗群，②為四七八三公尺，試驗群，③為五六三五公尺，試驗群，④為四八六九公尺，也證明了投與靈芝的家鼠行走距離多十五％。

跑旋轉籠

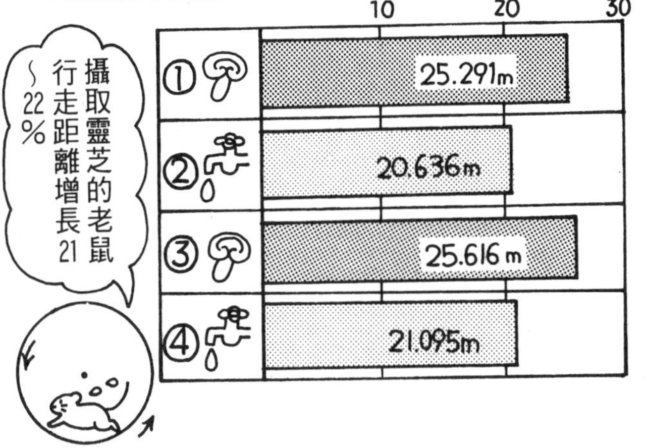
(Km)
10
20
30
①
25.291m
②
20.636m
③
25.616m
④
21.095m
攝取靈芝的老鼠行走距離增長21～22%

踏步器行走

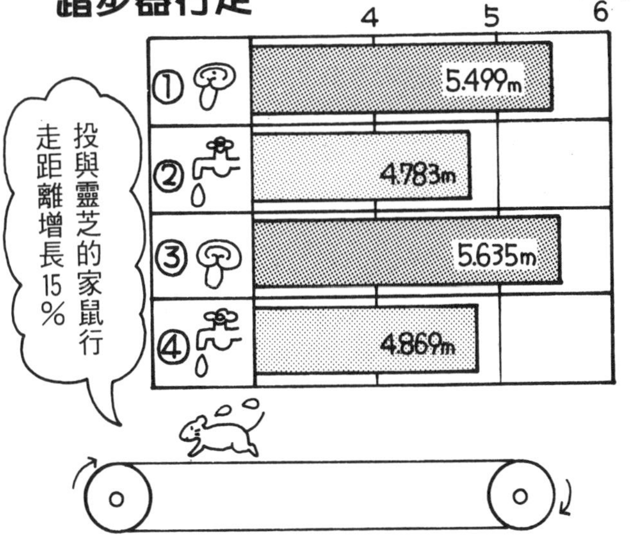
(Km)
4
5
6
①
5.499m
②
4.783m
③
5.635m
④
4.869m
投與靈芝的家鼠行走距離增長15%

即使大量攝取靈芝也沒有副作用

藤原博士使用兩種動物做實驗的結果顯示，攝取靈芝粉末水溶液的動物比起攝取自來水的動物，平均行走距離更長。

也就是說靈芝具有增強體力作用。

此外同種的實驗，長期攝取大量的靈芝粉末水溶液，結果行走距離增長，而且幾乎沒有副作用。

據說醫藥大都效果越強，副作用也越大，長期使用的話，不可否認的會對身體造成某些傷害。在這點上，完全不用擔心副作用，而且能長期使用並產生效果的靈芝，的確符合「上藥」的定義，而安全性極高。

靈芝能夠降低血壓或血糖值，而且具有改善肝功能的效果，它能調節血糖、調整肝功能，因而表現出強化體力的綜合調整效果。

利用靈芝得到眞正的健康與美麗

靈芝調整營養均衡

疾病大都是營養平衡失調所造成的。所以說飲食生活的紊亂是引起成人病的關鍵，這種說法絕不誇張。

為了預防成人病，當然要從改善偏差的飲食生活做起。使用靈芝調整營養均衡，使代謝正常化，就能成為預防成人病的一股力量。

首先來看看食品中所含的大量添加物。這會成為致癌或畸型的誘因，也可能引發許多疾病。

過度精製的食鹽和白砂糖的攝取量也令人擔心。過度精製的東西味道單調，即使在料理階段使用大量的素材調味，會造成許多化學調味料的使用，成為高血壓、腦中風、胃癌、心臟病的原因。此外白砂糖攝取過多會導致肥胖，促進糖尿病和動脈硬化，也會奪走鈣質，使骨骼組織脆弱。

飲食生活的歐美化加促纖維質的不足，加工食品及土壤狀態惡劣的環境所栽培出來的蔬菜，造成食物纖維缺乏，結果容易便秘，導致動脈硬化和糖尿病。所以要充分攝取根莖類、菌類、豆類和海藻類。

由於維他命和礦物質的攝取不足，營養平衡失調，使血液傾向酸性，就容易形成血栓，也容易引起過敏症狀。

所以說每天的飲食生活掌握健康的關鍵，為了維持健康，營養均衡最重要，為了達到這個目標，平常就要下意識的多攝取一些食品，以「少量多項」為準則。

適量攝取食品並服用靈芝，藉靈芝調整體調，提高身體的機能，使得營養的吸收和在體內的利用能力提昇，就可以增強體力。

靈芝是美味的健康食品

靈芝具有特殊的苦味，剛開始飲用的人會感到訝異，但是不像中藥那樣具有強烈的苦味，是不令人討厭的味道，習慣以後反而覺得清爽。

由於美食和過食的結果，國人漸漸喜歡吃口感好、柔軟的食物；喜歡吃白米而不是麥子或糙米，喜歡吃肉類而不是小魚或海藻類，孩子們也是從小就愛吃甜點和清涼飲料。

這種飲食生活造成熱量過剩，纖維質、礦物質和維他命缺乏，導致營養失調，而成為成人病的原因。

更可惜的是，我們的舌頭漸漸忘記食物本來的味道，由於加工食品和速食食品中含有大量的食品添加物，使得食物的自然風味蕩然無存。

先前的動物實驗中，讓老鼠自由飲用自來水和靈芝粉末水溶液，結果發現靈芝粉末水溶液的飲用量較大。

不習慣人工味道的老鼠和家鼠，對於一般人以為較苦、難以下嚥的靈芝粉末水溶液卻是相當捧場。由此可知，靈芝的苦味絕不會讓生物感到不悅。

俗話說「良藥苦口」，苦味成份具有調整腸胃功能的作用。

透過靈芝的苦味，反而口中會有清爽的感覺。雖是「苦口的良藥」，卻不令人厭惡。

靈芝創造優美的體型

任何產品只要加上「減肥」兩字，就會非常暢銷，現代人一窩蜂的都在減肥，雕塑體態。

充斥於大街小巷的減肥花招，各位不能來者不拒，其中潛藏著很多危險。錯誤的減肥方法會對身體造成傷害，只要看看名人的例子就知道了。

減肥不單只是減輕體重，還要顧及身體健康。極端的減肥方式會奪去肌膚的光澤，致使身體失調。

理想的減肥應該是創造更健康、更美麗的體型，只是不斷的減重不具有魅力，應該要雕塑沒有贅肉的體態。這就是塑身，體重或許沒變，曲線卻變得玲瓏窈窕。

但是健康的減肥並不容易，如果減少攝取的熱量會導致營養偏差，想要攝取均衡的營養又怕熱量過剩。

最重要的是一邊減肥，還要將足夠的營養素送進體內，不可造成營養失調。在這點上，靈芝能夠補充減肥中難以攝取到的營養素，藉著減肥中不可或缺的食物纖維和維他命及靈芝，不會對體重造成影響，反而能夠擁有優美的身材。

藉著靈芝的綜合作用，使肌膚產生光澤，防止老化，對女性而言會產生可喜的二次效果。

減肥不再只是年輕女性的問題。肥胖不但攸關美容，對中高年紀的男性而言，更和健康有密切關係。

肥胖不只是脂肪附著於體表，對內臟也會造成負擔，成為成人病的原因。一般人應該都有這層認知。

在歐美，肥胖和抽菸的人被視作無法控制自己身體的人，受人輕視，而在國內也漸漸形成這種風氣。但是關於肥胖，大部分人還是認為那是愛美的年輕女性的遊戲。

無論男女，不分年輕或年長，其實都會關心自己的身材，為了維持優美的體型，多做運動、控制飲食生活是不二法門。由這意義來看，減肥也可以當作健康維持法的一種啊！

巧妙的利用靈芝，就能夠永遠保持年輕、美麗的身體，而且簡單的創造健康。

靈芝對於實現不老長壽是不可或缺而且有用的東西，這種說法絕不誇張。

靈芝創造美好的身材！

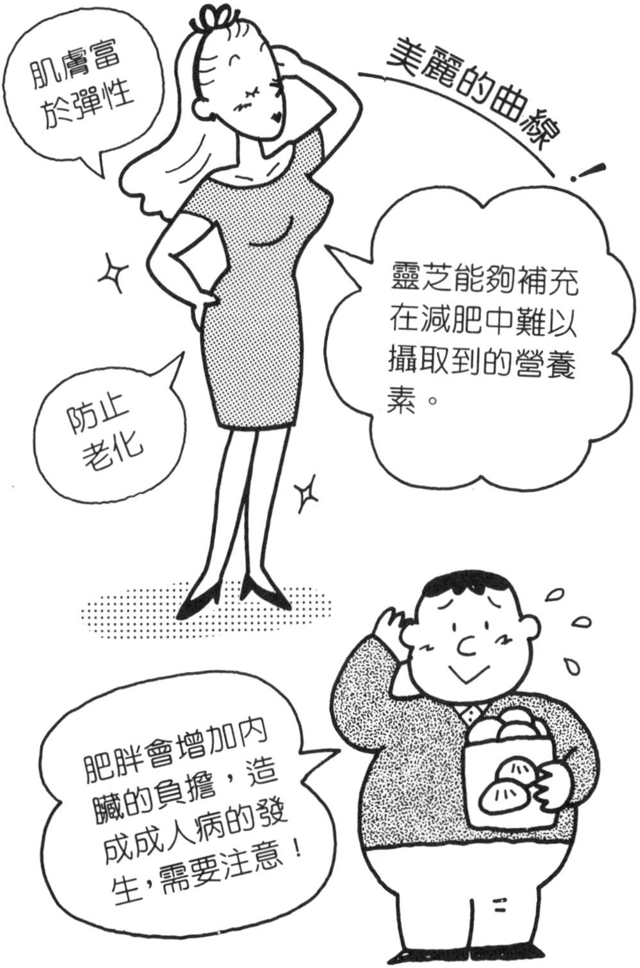
肌膚富於彈性
美麗的曲線！
靈芝能夠補充在減肥中難以攝取到的營養素。
防止老化
肥胖會增加內臟的負擔，造成成人病的發生，需要注意！

第三章 靈芝是夢幻制癌劑

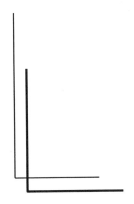

多糖類掌握制癌關鍵

靈芝會促進癌的自然退縮

醫療技術日新月異的進步，但是科學並非萬能。曾被視作不治之病的癌症，目前生存率已經提升不少，但是死亡的例子也所在多有。

到了癌症末期，疼痛和失眠、食慾不振、嘔吐等現象導致痛苦增大，因而出現不安和憂鬱的狀態，這更加強了「癌症是可怕的疾病」的印象。

除了肉體上的痛苦，對患者而言，精神上的痛苦、絕望和不安感更難受。尤其是被宣告罹患癌症的患者，想要從這青天霹靂中振作起來，努力接受治療，需要強烈的意志力才能轉換心情。

擁有生存的喜悅是最重要的。精神的穩定能促進食慾，而且對於治療也能產生慾望。當癌症不斷進行時，營養代謝不良，免疫力減退，再這樣下去，患者的身體衰弱，會加速死期的來臨。

即使不能擊退癌細胞，但是能夠緩和痛苦、稍微去除痛苦的話，就能使患者心情平靜，重新擁有活下去的力量。結果身體有元氣，免疫力提升，患者的狀態就會截然不同。

例如，食慾增進就能吃喜歡吃的東西，和家人快樂的聊天，不會再因疼痛而整張臉扭曲……這樣就能使癌症患者的精神穩定，獲得延命效果。

更令人驚訝的是，甚至出現扼阻癌細胞增殖或使癌細胞自然退縮的例子！

假設就要失去生命，與其迎向死亡的恐懼和痛苦的折磨，身心皆非常衰弱而面臨最終的一刻，不如安詳的走，就好像熟睡了似的離開這個世界。兩者的ＱＯＬ完全不同。

任誰也無法逃避死亡，人人都希望走得平靜安詳……因此最重要的就是維持患者的狀態穩定。

由這意義來看，現在的精神療法、東方醫學方法的重要性，有必要重新認識，其中在食品範圍最受人矚目的就是靈芝。

靈芝能夠充實癌症患者的體力，提高免疫力，就能獲得延命效果，也容易引起癌的自然退縮現象。

這現象不只是在進行癌的狀態可以實現，因為手術或放射線療法而進入治癒狀態的癌，也能防止其再發。

由此來看，靈芝確是夢幻食品。

靈芝效用的秘密在於多糖類

靈芝為什麼會有這種作用呢？

表 4　在日本、中國傳說對癌症有效的民間藥・和漢藥

名　　稱	抗腫瘤性
(Ⅰ)含有多糖體的物質：	
樹舌	+
尤地木屋孔菌	+
瓦茸	+
毛瓦茸	+
山白竹	+
薏苡仁	
菱角	
蓴菜	+
芭蕉	
無花果	+
蒲公英	+
車前錢	
番杏	
異煙草	
蘆薈	+
昆布	+
刀豆	
臍帶	
(Ⅱ)含有鞣酸或多酚的物質	
橡樹	
野梧桐	
富士昆布	
五倍子	
野漆樹	
龍膽	
當藥	
羌活	
柔毛豨簽	
南美牛奶菜	
(Ⅲ)含有木聚糖者	
牛蒡(種子)	+
八角蓮	+
(Ⅳ)含有生物鹼的物質	
日本山豆根	
白屈菜	
益母草	+
蓮花	
王瓜	
土通草	
龍葵	
北玄參	
(Ⅴ)含有色素、萜及其他	
蓼藍	
紫露草	
鳳仙花	
日本當歸	
前胡	
瓦參	
釣樟	
香薷	
金銀花	
白桃	

(千原吳郎『臨床免疫』1985)

東方自古以來，就相傳很多民間藥物對癌症有效。站在現代醫學的觀點，從中選擇對於癌症病態可以使用的藥劑，依其含有的成分別分類如表4所示。

在此列舉四十八種植物，其中經由實驗結果證明對癌症有效的計十三種。當中的十種植物都含有多糖類成分。

所以「靈芝為什麼對癌症有效」，解開這個秘密的關鍵就掌握於多糖類。

自古相傳的民間藥物效果的一部分，經由科學解明就是多糖類。菌類對癌症有效，不只是中國，在日本、美國、加拿大、俄羅斯等國家都有一致的看法。

其中靈芝可說是含有多種多糖類的菌類代表。

關於多糖類，國立癌症中心所長、已故的中原和郎博士研究竹葉的多糖類，後來又以多孔菌科的菌類為主，進行抗癌性多糖體的研究。

多糖類就是由許多糖結合的高分子物質。

我們所說的糖包括葡萄糖、果糖等，有許多種類，這些糖集結而成的就是多糖類，因此多糖類因所含的糖種類和結合方式不同，種類也有不同。

表 5 從多孔菌單獨分離出的葡聚糖的制癌性
（Sarcoma 180/ 老鼠）

葡聚糖	平均重合度	比旋光度 $[\alpha]_D$	給源	投與量 mg/kg 次數	腫瘤抑制率（%）	腫瘤完全消失率（隻數）	ID_{50}* Mg/kg
F-I-la-1 β	6,500	+8°	Ganoderma applanatum 樹舌（天然子實體）	3×1	62	3/5	1.90
F-I-la-2 β	1,900	+23°		1×1	100	5/5	0.15
F-III-2	15	+10°		20×10	−48	0/6	—
F-I-1a-1 α	6,500	+208°		10×10	13	0/5	—
F-Ia-1 β	6,500	+9°	Ganoderma applanatum 樹舌（培養菌絲體）	10×1	100	5/5	0.75
F-Ib-1 β	6,500	+11°		3×1	76	3/5	2.10
F-Ia-1 α	6,500	+219°		10×1	23	1/5	—
F-Ia-1 β	6,500	+10°	Ganoderma lucidum 靈芝（栽培子實體，靈芝）	50×1	91	4/5	3.24
F-IIIa	500	+18°		50×1	79	4/5	4.46
F-Ia-1 α	6,500	+196°		50×1	28	0/5	—
F-II-1	185	−21°		100×1	100	5/5	8.3
F-III-1	12,000	+16°		100×1	85	4/5	6.5
F-III-2	12,000	−56°		100×1	100	5/5	6.7
F-III-3a	370	−12°		100×1	100	5/5	12.8
F-I-1a-1 β	6,500	+8°	Fomitopsis pinicola 鐵衫多孔菌（天然子實體）	3×1	61	3/5	2.50
F-I-1A-2 β	3,700	+14°		1×1	100	5/5	0.21
f-II-3	267	+16°		20×10	92	2/6	—
F-I-1a-2 α	6,500	+182°		10×1	13	0/5	—
F-Ia-β 1	6,000	+13°	Grifola frondosa 舞茸（栽培子實體）	20×1	84	4/5	2.87
FA-Ia-β 1	4,000	−5°		40×1	100	5/5	2.03
F-Ia-α 1	6,000	+188°		80×1	−17	0/5	—
F-II-3	310	+56°		100×1	100	5/5	23.8
F-III-1a	1,500	+76°		100×1	88	4/5	20.0
F-III-2c	309	−11°		100×1	100	5/5	9.3

＊表示由投與量（mg／kg)與腫瘤抑制率（%）作圖求得的腫瘤 50% 抑制率的多糖的投與量(mg／kg)。

（水野　卓　『ドージンニュース』㉞ 1985）

要表現多糖類的構造，經常會使用β—葡聚糖或α—葡聚糖等字眼，葡聚糖就是由很多代表性的糖相連的分子量極大的碳水化合物。

因此，多糖類因相連的葡聚糖的性質不同，有些是對癌有效的葡聚糖，有些是對癌無效的葡聚糖。

靈芝中所含的葡聚糖是β—D—葡聚糖這種水溶性的高分子物質。

表5是表示由多孔菌所抽出的各種葡聚糖的抗癌效果。移植癌細胞的動物投與葡聚糖，實際上出現很多效果。結果哪一種葡聚糖有效，哪一種效果較佳，依癌症的種類和生物體的狀態不同而有不同。

有萬年茸之名的靈芝，含有七種葡聚糖，與其只抽出其中的一種服用，不如攝取整個靈芝，才能提高有用性。

因此，多糖類的抗癌作用並不是直接作用於癌細胞，殺死癌細胞，而是對於受到癌症侵襲的生物體產生作用。改善營養狀態和代謝異常，增強生物體的免疫力，藉此而抑制癌症。

由多糖類產生的免疫賦活劑

多糖類可以給與癌症患者身體適當的刺激，增進免疫力，培養向癌症挑戰的體力。

利用多糖體的作用，開發出來的醫藥品包括PSK、香菇糖、裂襉菌素三種，這些都獲得政府許可，當作免疫賦活劑使用。

對動物投與致癌劑誘發癌症的實驗中，發現投與這三種藥品就能抑制癌症發生。

此外，實際以胃癌患者為對象檢討有效性的結果，發現與抗癌劑一併投與時，確能產生延命效果。

這些藥劑與以往的制癌劑不同，並不是攻擊癌細胞，所以效果當然比較弱，但是能減輕抗癌劑的副作用，減少患者的痛苦，可以長期投與，而且幾乎沒有毒性或

表6　ＰＳＫ、香菇糖、裂褶菌素的延命效果
（胃癌患者併用抗癌劑時的效果）

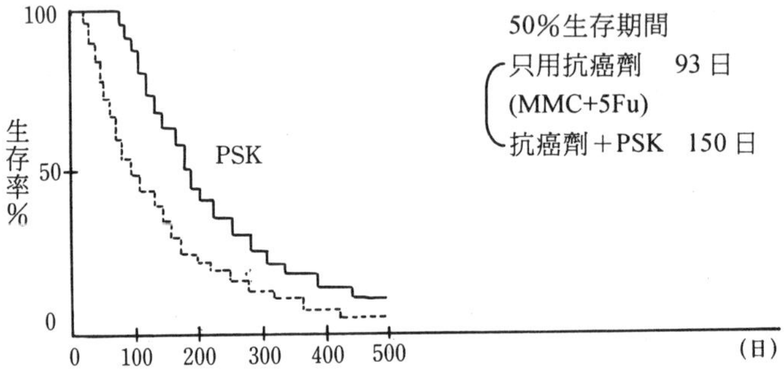

（塚越　茂『治療學』1988）

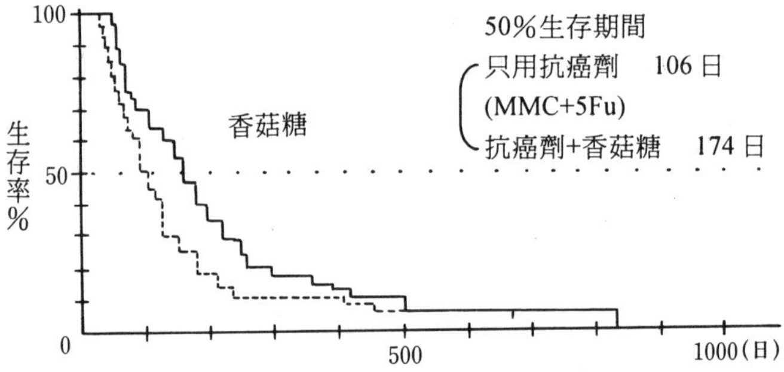

（涌井　昭『最新醫學』1988）

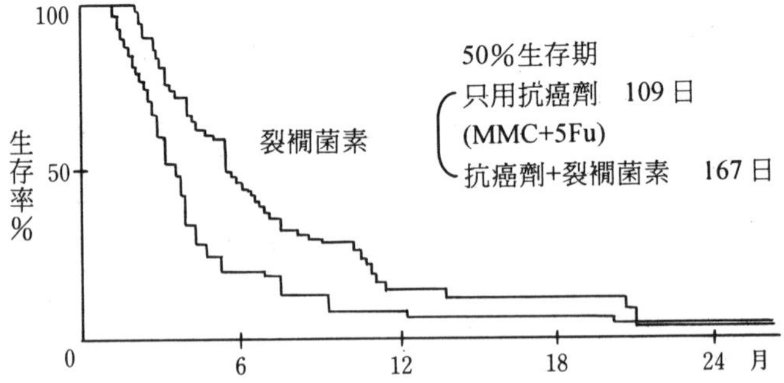

（藤本　茂『最新醫學』1988）

副作用，這是最大的特徵。

多糖類的主要作用是增強生物體的免疫力，因此，伴隨癌症進行而產生的感染症，能夠有效的加以預防。事實上像肝炎、重症肺炎、敗血症等因為生物體的免疫力減退，而症狀加重或成為死因的症狀，多糖類都能發揮效果。

所以說多糖類具有各種可能性，相信今後還會出現研究成果。

鍺能緩和癌症末期症狀

靈芝含有高單位的鍺

由上所述，可知靈芝對癌症有效的理由之一就是所含的多糖類的作用。

但是靈芝中的有效成分不只多糖類。除了多糖類，靈芝中還含有很多對癌症有效的成分。

其中之一是鍺。

鍺是在最尖端的電子學產業上所用的具有半導體特性的元素，與鐵、銅等傳導體或塑膠等絕緣體不同，最大的特徵就是能夠配合溫度等周圍的狀況，而通電或不通電。

鍺由土壤被植物吸收之後，能夠調整植物的機能平衡。像高麗人參、菱角、蒜、枸杞子等植物，自古以來就當成中藥使用，其中都含有高單位的鍺。

如表7所示，菌類中也含有大量的鍺，尤其是靈芝與其他菌類相比，鍺含有量極多。

癌症疼痛較劇

對癌症患者而言，最煩惱的大概就是疼痛問題。

疼痛不僅是肉體上的痛苦，還包括精神上的恐懼感。

尤其是癌症末期患者，甚至痛到請求別人「不如把我殺了吧！」患者本身痛苦難當，而周圍的人看了也傷心。

根據ＷＨＯ（世界衛生組織）的調查，癌症末期患者七成以上都會出現疼痛的症狀，其中一半是「強烈疼痛」，三成是「難以忍受的疼痛」。

表 7　蕈類的含鍺量

蕈　　類	科	灰分 (乾物%)	鍺 (ppb)
樹舌（自生）	多孔菌科	3.10	182
鐵杉多孔菌（自生）	〃	1.01	40
迪金斯栓菌（自生）	〃	0.65	31
波緣孔菌（自生）	〃	6.78	20
薄皮孔菌（栽培）	〃	2.63	97
多瓣奇果菌（栽培）	〃	6.17	49
靈芝（栽培，台灣）	〃	1.10	42
靈芝（栽培）	〃	1.47	78
靈芝（Ge 栽培）	〃	1.33	13,900
造茸（栽培）	蘑菇	10.70	22
姬松茸（栽培)	〃	6.64	28
猴頭菌（栽培）	齒菌科	3.92	32
猴頭菌（栽培，中國）	〃	9.41	79
平茸（栽培，中國）	平茸科	9.28	16

（由來簡稱）
（自生）　在山野採集的標本　　（栽培）　　栽培標本
（Ge 栽培）　利用浸泡鍺液的原木栽培的靈芝
（水野　卓等人『靜岡大農研報』　㊳　1988）

疼痛的原因除了精神不安所造成的之外，也因為癌的直接滲透而導致，疼痛會使患者的體力消耗，所以要緩和疼痛的症狀。

西方醫學的療法通常會服用鎮痛劑，使用塞劑。如果還是無效，則投與具有強力鎮痛作用的藥劑或嗎啡等麻藥。利用這種方法大致都能緩和疼痛。

靈芝雖然沒有麻藥那樣強大的鎮痛作用，但是確能減輕疼痛，有時甚至能去除疼痛。

事實上，服用靈芝的患者當中，有不少體驗談都認為「服用靈芝不再疼痛了」。

那麼，靈芝的鎮痛作用到底來自何處呢？

鍺去除癌的疼痛

先前說過，靈芝含有大量的鍺，而鍺可以緩和癌症的疼痛。

關於鍺的鎮痛效果，是經由實驗證明的。

岡山大學第二內科的木村郁郎教授等人，投與癌症患者鍺，報告顯示癌症特有的疼痛消失了。

根據報告，對於直腸癌、肝癌、上顎癌的患者轉移到肺及腋下淋巴結的進行例，一天需要注射鎮痛劑三～四次，投與鍺，逐漸的，注射鎮痛的次數減少，有的例子甚至完全不需要鎮痛劑。而且不只疼痛消失，全身症狀都獲得改善。

為什麼鍺能夠緩和藥物疼痛，調整體調呢？

這是因為鍺能夠對於內啡肽物質發揮作用所致。

內啡肽是消除疼痛的物質，好像存在於人體內的嗎啡一樣。

舉個例子，如馬拉松比賽。馬拉松是非常辛苦的運動，雖然痛苦，仍要繼續跑，但是到了某個時點突然覺得輕鬆，能夠很舒服的跑一陣子，產生「第二次呼吸」的現象。

這就是由於體內的嗎啡——內啡肽作用之下，痛苦消失的瞬間。但是內啡肽在體內容易被分解、消滅掉，因此痛苦立刻又出現了。

鍺能夠防止內啡肽的分解，消除癌痛

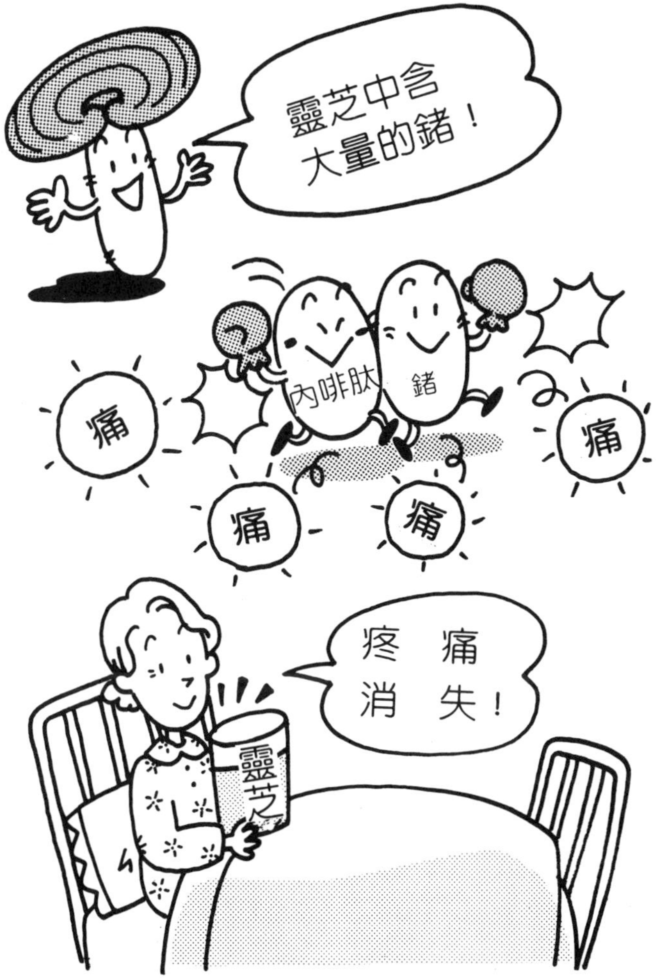
靈芝中含
大量的鍺！
內啡肽
鍺
痛
痛
痛
痛
疼痛
消失！
靈芝

鍺能夠防止內啡肽被分解，使其長期停留在體內。

鍺是兩性元素，以電氣而言是半導體，能夠調節具有半導體性質的細胞電位和電流，因此可以調整體調。

攝取的鍺通常在二十～三十個小時內會被排出體外，因此，只要在適當的量範圍內正確攝取，就毋須擔心副作用的問題。

靈芝中鍺的作用不像多糖類這麼明顯，但是它能夠使生物體的功能順暢，具有潤滑油的作用，可說是在背後支撐的力量。

預防癌症及防止再發

利用誘發干擾素控制癌症

靈芝對癌症有效的理由，就是如上所述的，因為含有鍺和多糖類等對身體有效的成分。

這些成分並不是直接作用於癌，擊退癌細胞，而是提高生物體能夠戰勝癌的體力、免疫力和自然治癒力。自然治癒力是人體原本就有的力量，而干擾素則是能夠直接或間接作用於這個能力的物質。

這種物質在病毒侵入人體時，由巨噬細胞或淋巴球等與免疫有關的細胞製造出來。干擾素具有提高免疫力的作用，具有強力的抗病毒作用，以及對癌細胞的抑制作用。

干擾素就是具有各種生物活性的物質。

最初認為對於因病毒而引起的疾病有效，根據後來的研究發現，干擾素具有抑制細胞增殖的作用，對於免疫系統能夠發揮作用。

在日本將干擾素視作抗病毒、抗癌劑，是種醫藥品。

現在在干擾素殺死癌的構造中——

①直接使癌細胞受損

②刺激免疫系統，間接使癌細胞受損

③改變體內癌細胞的生活環境，使癌無法棲息。

具有這三種作用。

但是與抗癌劑縮小癌的作用不同，干擾素並不會使癌的大小產生變化，所以它的效果是藉著①而提高②與③的免疫能力，因此，改變體內環境的作用具有更大的意義。

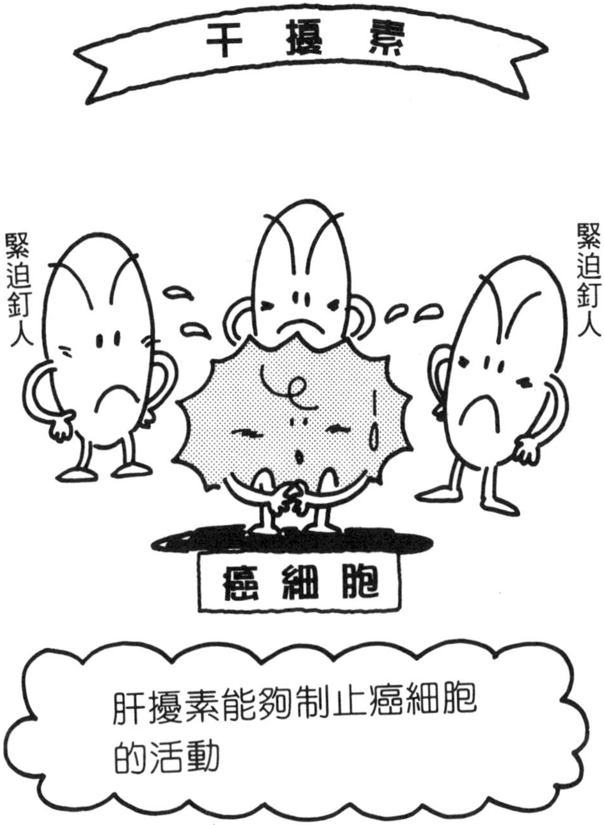
干擾素
緊迫釘人
緊迫釘人
癌細胞
肝擾素能夠制止癌細胞的活動

・刺激免疫系統，間接使癌細胞受損

・改變體內癌細胞的生活環境，使癌細胞難以生存生物體內有巨噬細胞，能夠將細菌和異物等包在自己的細胞中加以消化，因此對於以癌細胞為代表的異質細胞，能夠直接給與損害，將其殺死，並促進掌管免疫力的淋巴球的成熟，是具有許多作用的重要細胞。

②的免疫系統的刺激之一就是提高巨噬細胞的活性，而引出更多殺害癌細胞的能力。

③的改變體內環境包括各種內容。

其中之一就是利用干擾素誘導癌細胞的分化作用。「分化」的意思是指使還未成熟的癌細胞變成成熟的細胞。

也就是說由於干擾素的作用，如果癌細胞不能夠乖乖待在體內的話，就無法在體內生存。以人類社會來做比方，好像不良少年的癌細胞，藉著干擾素將其改正。

所以干擾素是具有各種作用的特質，可以用人工的方法在體外製造，當成藥品投與，也可以藉著身體的刺激，由個人本身的細胞製造出干擾素，這才是更自然、更沒有副作用的治療法。

而在體內的干擾素生產，只要有能夠對細胞發揮作用的物質就夠了，而能夠發揮這個作用的就是靈芝中所含的多糖類和鍺等物質。

依靈芝中所含的有效成分的不同，在體內如果能提高誘發癌的機能，自然對於癌症等疾病就能產生效果。

因此，長期服用靈芝能夠提高及維持干擾素的產生能力，的確值得注意。

想要防止再發就要創造一個「不適合癌增殖的狀態」

大家認為「癌症很可怕」的原因之一就是再發的問題。癌症患者尤其對再發感到不安。

目前並沒有能夠確實防止再發的方法，只好定期檢診，看看有無再發。對患者而言，在醫生還沒有表明不要緊之前，每天都過得戰戰兢兢。

可是患者不能夠什麼也不做，只坐以待斃。

先前說過了，只要體調調整到良好狀態，就能夠提高對付全身癌的抵抗性，可以提高免疫力，遏止癌的增殖，使癌自然退縮。也就是說要在體內創造一個「不適合癌增殖的狀態」。

以多糖類為代表的提高免疫力的藥物單獨服用，或與抗癌劑等一併服用，誘導出一個不適合癌增殖的狀態，便能夠降低再發的危險性。

由這意義來看，含有多糖類的食品代表—靈芝具有很高的價值。服用靈芝能使受到癌損傷的身體復原，創造體力，引導出一個癌細胞不可能再存在的狀態。

但是有時光引導出一個「不適合癌增殖的狀態」還無法解決問題，因為癌的增殖和再發問題與患者的性格和精神狀態—亦即心理問題有密切的關係。

影響癌症治療的心理問題

斯特爾博士認為癌症患者的性格和心理狀態具有某些特徵。

第一，就是性格上很難將自己的感情表達於外，容易封閉在自己的殼中。或是相反的內在感情強烈，卻無法加以發散，是屬於內向的人。

第二，就是小時候經歷了與父母生離死別或寄人籬下的人。

第三，就是沒有希望與目標的活著之人。例如，喪偶或失去孩子，承受重大打擊的時候。

由於心中的糾葛而形成的人格，對於癌症的治療效果和再發會造大極大的影響。

事實上，罹患癌症而狀況惡化的患者，具有強烈的抑鬱傾向。相反的，癌會自然退縮的患者都克服對癌症的恐懼與不安，重新發現生命的意義，積極展現行動。兩者具有完全不同的特徵。

藥物雖然有效，但是實際上在患者體內出現的變化，則依個人的精神狀態和性格而受到很大的影響。

因此，要防止癌症再發，在日常生活中必須注意——

・遵守配合自己的生物規律的生活習慣。
・適量攝取營養均衡的飲食。
・多攝取黃綠色蔬菜和纖維質。
・經常走路，每天持續不會感到疲倦的運動。
・發現生命的目標和生存的意義，建立人生計畫。
・盡可能不要改變一家人的生活規律，讓他們充分了解自己的病情。
・和主治醫生一起迎戰自己的病。
・不要認為自己很倒楣。

為了防止癌症再發，身心兩方面的適當管理都很重要，所以並沒有決定性的方法來治療癌症。

不管是哪一個治療法，都只能期待對個人的治療反應性出現而已。

靈芝可用來培養接受適當治療及正確生活習慣的體力，也就是說可以幫助防止癌症再發，或是創造一個不會罹患癌症的身心健康狀態。

《靈芝體驗談》

利用靈芝使得罹患小兒癌的孩子很有元氣的成長

群馬縣 北見泰子 女性

小兒出生後一歲七個月大時持續發高燒，而且一直沒有好轉，也去看了醫生，只說是感冒，要觀察情況。

不久之後，發現小兒的尿變成黃色，手腳和臉都出現黃疸。醫院診斷是B型肝炎，住院三個月。

出院之後又出現同樣的症狀，還不會說話的小兒經常背部疼痛，藉著揮動手足向我訴說。我感到這非比尋常，於是要求醫院做詳細的檢查。

住院三個月，每天做檢查，結果疑似膽道癌，在兩歲半時動手術。

手術後過了兩年半，兒子因為腹部疼痛而至醫院就診，緊急住院，當天就做了盲腸手術。可是後來發現是癌症轉移到腸。動手術切除二十公分的腸子，說癌細胞已完全去除，但是醫生宣告「轉移到肺只是時間的問題，也許只剩下兩個月的壽命」，我聽了頓感眼前一片黑暗。

不放棄任何希望的我，只要聽說有什麼方法對癌症有效，就孤注一擲的嘗試，但是當時蔚為話題的疫苗，因為沒有幼兒使用例，我只好放棄。

後來我想到應該嘗試靈芝。

我先生從高中時罹患的氣喘，在服用靈芝後霍然痊癒，我從這個經驗聯想到，說不定對癌症有效啊！於是讓兒子服用靈芝。

只要孩子願意吃，我給與大量的靈芝。不久之後，兒子的病情完全改變了！首先排尿順暢，之後產生食慾，雖然也使用抗癌劑，但是可能因為服用靈芝之故，掉髮的程度沒那麼嚴重，幾乎沒有副作用出現。

可能是看到兒子的病情好轉，同病房其他得到小兒癌的患者也開始服用靈芝。只可惜已是末期患者，後來還是死了，但是死時沒有痛苦，安詳的離開人世。

兒子住院三個月後辦理出院，一面到醫院做定期檢診，仍持續服用靈芝，極力注意飲食均衡的問題。他服用靈芝以後體調好轉，而且教我驚訝的是孩子並不討厭靈芝。所以才能長期服用。

或許是這樣吧，癌症並未再發，兒子也很少感冒，每天都是很有元氣，還加入足球社。而今，我們一家人都服用靈芝，很少感冒。

兒子今年是國三學生了，仍在服用靈芝，培養體力應付聯考。

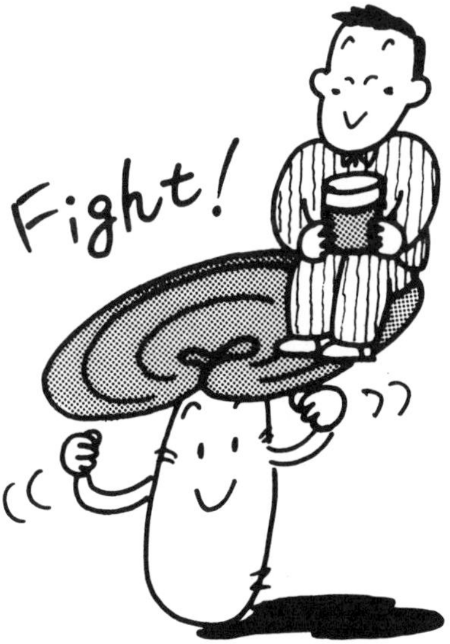

第四章 陸續了解靈芝的藥理作用

靈芝對成人病具有整體效果

覺得還不要緊是危險的想法

中高年齡層的過勞死、猝死例子遽增，在這個壓力社會中生活的現代人，不能把它當作別人的事情，自己的身體要靠自己保護。

事實上，四十歲以上的國人大約有八〇％都有成人病。最多的就是高血壓症，尤其與腦中風有密切的關係。腦中風與心肌梗塞、動脈硬化有密切的關係，兩者達死因的四〇％。

這些疾病都沒有自覺症狀，卻慢慢的腐蝕我們的身體，因此就算身體沒有感到不適，也不能就此放心。

尤其是中高年齡層的疾病，具有以下的特徵。

①有併發症。

②慢性病較多。

③即使發病也沒法注意。

④復原較慢，容易再發。

⑤容易受到藥物的副作用影響。

也就是說，年紀稍長以後，與其說有單獨的疾病出現，不如說容易合併出現多種疾病，同時容易慢性化，而一旦慢性化就很難根治，會形成非常麻煩的情況。

而且內臟機能減退，容易受到藥物的副作用影響，服用藥物都要慎重其事。

一旦得到成人病便很難根治，因此不要等到生病了再來接受治療，要在生病之前就從日常生活中加以預防。

所以飲食生活對維持健康的重要性日趨加重。

靈芝能夠調整身體平衡，在日常生活中改善失調現象，增進食慾，調整胃腸功能。

因為能夠使得新陳代謝減退的中高年齡層者的體調變好，所以靈芝可以當成預防成人病的食品來使用。而且長期服用，在體內的副作用較少，這種「溫和」面的作用也不容忽視。

考慮與食品的關係

服用靈芝，能夠使體調變好，結果能夠幫助從外觀上看起來也很健康的美好體型。

單是注重美醜的拚命減肥，反而有損於健康，故要適可而止。然然，關心自己的體型，對於健康而言也是重要的事情。

「唉！反正年紀已經大了，就不必在意外觀上的問題吧，想吃什麼就盡量吃好了！」

這種心情我能夠了解，但是努力維持美好的體型，就能夠更長久地享用自己喜歡吃的東西。因此，如果想要擁有既美味又能夠得到滿足感的吃法，就必須要認真考慮食物的問題。

一提到「美食」，很多人會與脂肪過多的鵝肝、五花肉聯想在一起。的確給人高級品、舶來品的印象。富含脂肪成分的食品，確實口感較好。不過，「美食」的意義並不是「使身體美麗的東西」，這些美食的食品令人感到懷疑。

吃，不僅是維持生存的必須條件，也成為一種生存的意義和樂趣，對身心來說，都是重大要素。由此意義來看，一般會想到「美食」的食品，都是以享樂為主的食品，是呼朋引友大吃大喝時的食品，亦是比較極端的食品。例如，烤肉是追求快樂時所享用的美食，不能夠當成普通的飯食來攝取。不過，現代的社會處處可見這一類的食品，想要選用一般的食品反而有些不易。

「今天想吃什麼呢？」

「嗯……法國菜吃膩了，義大利麵也不想吃了。」

「有什麼料理能夠產生食慾？」

「那就去吃一些具有地方風味的傳統美食吧！」

在真正想要吃東西的時候進食，才能夠創造出健美的體型味。如果沒有強烈的食慾，只是想要給予口刺激而追求快樂，就會損害健康。

最重要的是味覺。

老鼠喜歡喝很苦的靈芝粉末水溶液，因此，我們為了不喪失原本具有的正常味覺，也應該要利用靈芝。

「在真正想要吃東西的時候進食」，反過來說，就是「不想吃就不要吃」，「等到想吃再吃」。雖然這需要一些毅力，但是這才是使真正美味的東西吃起來覺得美味的秘訣。

靈芝的降血糖作用

肥胖導致糖尿病

肥胖不只是脂肪附著的問題而已，也會引起新陳代謝的異常，同時亦即邁向糖尿病的準備階段，不容忽視。

當然，糖尿病的原因來自遺傳、偏食、過食、壓力、運動不足等，然而中高年齡層出現的糖尿病，幾乎都是肥胖所引起的。

看起來好像沒有關連性的脂肪和糖，事實上息息相關。

糖尿病的可怕之處，就是會引起各種併發症。

如果血管中的糖太多，會損害血管的內皮細胞，引起動脈硬化，成為腦梗塞、心肌梗塞等的主因。糖尿病死亡的七〇％，原因皆在於動脈硬化。因為減弱對細菌的抵抗力，所以稍微受傷就會化膿，也容易造成肺炎或結核等。

國內的糖尿病患者約三百萬人，而糖尿病的預備軍更是多達數倍人口，不過，大部分的人只要正確加以控制，也能過著與普通人相同的生活。

基本上，糖尿病的治療採食物療法與運動療法，而服用靈芝，也能夠輕鬆地控制糖尿病。不少為糖尿病所苦的患者，服用靈芝以後，消除頭昏、眼花、焦躁、失眠等症狀，尤其是因為血糖高引起的多尿、口喝等症狀也得到了改善。

關於靈芝的抗糖尿病作用，已經藉由動物實驗而闡明，為各位介紹如下：

糖尿病老鼠的血糖值下降

靈芝具有抗糖尿病作用，這是由愛媛大學醫學部的奧田教授研究所得知的事實。

在動物實驗中，將大量的葡萄糖投與老鼠後，血糖值驟然上昇。不過，如果在

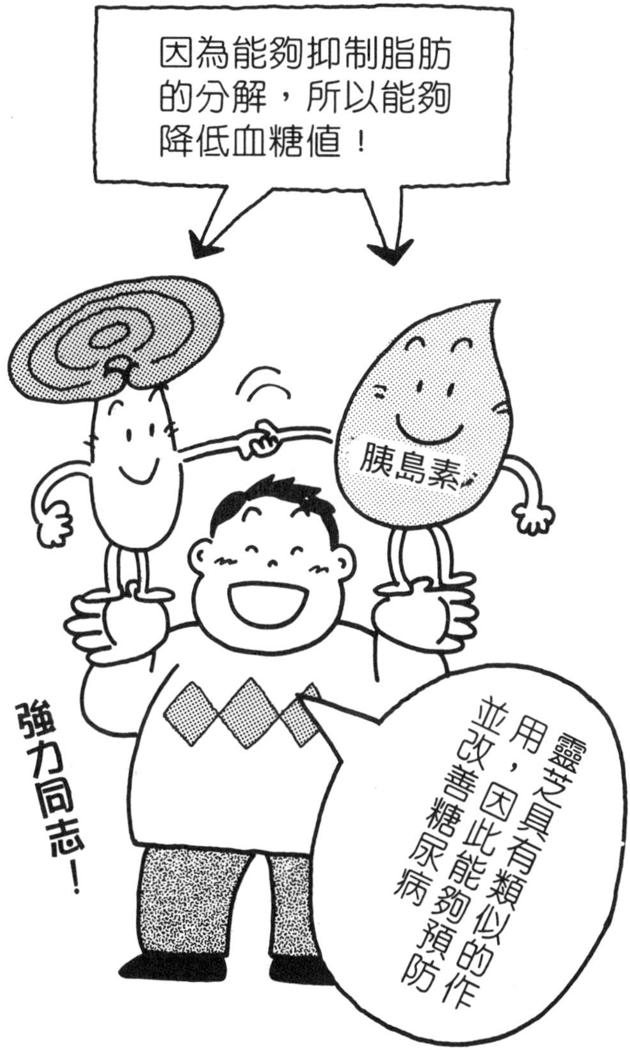
因為能夠抑制脂肪的分解，所以能夠降低血糖值！
胰島素
強力同志！
靈芝具有類似的作用，因此能夠預防並改善糖尿病投與葡匍糖之前投與靈芝熱水抽出物，就能夠抑制血糖值的上昇。

同時，測定血中胰島素值的變化，發現有趣的現象。胰島素是一種具有降血糖作用的荷爾蒙，投與葡萄糖的動物，在血糖上昇的同時，胰島素也上昇了。但是，投與靈芝的老鼠，胰島素值並未上昇。

亦即投與靈芝，能夠抑制血糖值的上昇，而胰島素值不會上昇。因此，靈芝能夠促進胰島素的分泌，具有降血糖作用。

為何投與靈芝能夠降低血糖值呢？一個可能性就是靈芝本身具有類似胰島素的作用。為了確認這個可能性，還要進行以下的追加實驗。

從家鼠的脂肪組織中抽出了脂肪細胞，再加入腎上腺素，結果脂肪酶活性化，脂質分解，出現大量的脂肪酸。這時一併加入胰島素時，能夠加以抑制其分解，不會產生脂肪酸。亦即胰島素具有抑制分解脂肪的作用。

另外，用靈芝熱水抽出物代替胰島素放入，進行同樣的實驗。結果與加入胰島素相同，能夠抑制脂肪酸的放出。

這個實驗，並非證明靈芝具有促進胰島素分泌的作用，而是證明具有類似胰島素的作用。因此，根據實驗結果，證明靈芝也具有降血糖的作用。由此作用可以推測靈芝中含有類似胰島素的功能的物質。所以，靈芝的確能夠降低血糖值，改善並預防糖尿病。其他靈芝的抗糖尿病作用則是：

- 含有 ganolan A及B的降血糖物質。
- 延遲在腸管內的糖吸收速度等。

靈芝不會使血糖過度下降

另一個有趣的事實，就是靈芝不會使血糖過度下降。

胰島素會使血糖下降過多，因此，正常人如果注射胰島素或糖尿病患者大量注射胰島素時，會形成低血糖狀態，手腳無力。不過，靈芝的作用相當溫和，不會因為服用靈芝而造成低血糖的情況。這也是天然產物的偉大之處。

《靈芝體驗談》

有「成人病批發店」之稱的丈夫因為靈芝而復原

札幌市　村川滋　男性　五六歲

經營蔬果業的丈夫大清早就要起床工作，每天從早忙到晚。雖然醫生一再提醒他少喝酒，但是因為應酬而難以辦到，而且每晚也有小酌的習慣。

丈夫認為身體失調，可能是年紀大了的緣故。先是身體容易疲倦、指尖疼痛，而且原本心臟就不好，又有糖尿病，因此朋友常戲稱他是「成人病的批發店」。

但是因為工作放不開，因此我想嘗試能夠在家中進行的家庭健康法。就在這時，朋友介紹靈芝的效用。

最初，服用四湯匙靈芝粉末。由於體調變好，丈夫也開始認真地服用。漸漸地疲勞感消失，指尖不再疼痛了。目前減量，只服用二匙。

有一陣子暫時中止服用靈芝，結果指尖又開始疼痛，於是趕緊再度服用。後來將醫院的藥與靈芝併用。

丈夫仍然經常喝酒，一週只有一～二天在家用餐，而且經常吃肉，很少食用蔬果。不過，服用靈芝以後，自然地會注意飲食的問題，盡量少吃肉，多吃魚和蔬菜。

目前糖尿的情況好轉，血壓穩定，很有元氣地工作。我想靈芝中一定含有各種成分以彌補營養不足的缺陷吧！

（夫人談）

靈芝驚人的降壓作用

沒有決定性治療法的高血壓症

血壓就是流經血管的血液對於血管壁所造成的壓力。心臟收縮血液送到大動脈時的力量為最高血壓；心臟擴張，血液從靜脈回到心臟時接受血液時的壓力，則為最低血壓。

高血壓與低血壓具有個人差異，WHO（世界衛生組織）根據血壓和死亡率的資料發表了大致的基準，此基準說明一四〇／九〇以下為正常血壓。

最高血壓為一六〇以上，最低血壓為九五以上，其中一方或兩者都出現較高的數值，則視為高血壓。

高血壓會增加心臟的負擔，也會引起狹心症、心肌梗塞等心臟病。此外，也具有誘發腦血管破裂、腦溢血導致腦中風等致命疾病的危險性。

但是，目前並沒有能夠治療高血壓的決定性方法。

高血壓有多種原因。患者九〇%以上都是屬於原因不明的本態性高血壓，末梢細小血管的抵抗性增加或血液循環不良，都是形成高血壓的原因。此外，喜怒哀樂、壓力、寒冷，都會使高血壓的狀態惡化，動脈收縮時，血壓就會上昇。

引起高血壓的原因有很多，目前對於高血壓的治療也只是採用對症療法而已。降壓劑的確具有強烈降壓作用，具有速效性，但是必須要長期投與。但是適合個人身體的血壓長期持續過度下降的狀態，就會產生副作用的問題。

降壓劑能夠擴張血管，遮斷交感神經，而暫時性的問題是，如果血壓過度下降，就會形成虛脫狀態。

此外，長期持續使用，也會出現嘔吐、下痢、頭痛等自覺症狀，會對肝、腎造成不良的影響。

靈芝能夠穩定血壓

靈芝能夠穩定血糖，這在前面已經談及，關於血壓方面，也為各位介紹能夠有效穩定血壓的資料。

近畿大學東方醫學研究所的有地滋教授等人進行臨床研究，讓利用降壓劑進行治療的本態性高血壓患者中斷服用藥劑，只服用靈芝抽出物四週。降壓效果的判定則是以其他降壓劑終了時的血壓為基礎。

結果是，服用以熱水抽出靈芝的十五例高血壓患者中，有七例得到卓效。發現靈芝的效果足以和以往的降壓劑相匹敵。另外，無效的有三例，有效率接近五〇％。

靈芝對於血壓的作用，出現有趣的現象。亦即使用降壓劑，但是血壓無法穩定下降的患者，服用靈芝後，血壓能夠穩定地下降。另一方面，因為使用降壓劑而導致血壓過度下降的患者，服用靈芝後，血壓反而稍微上昇。

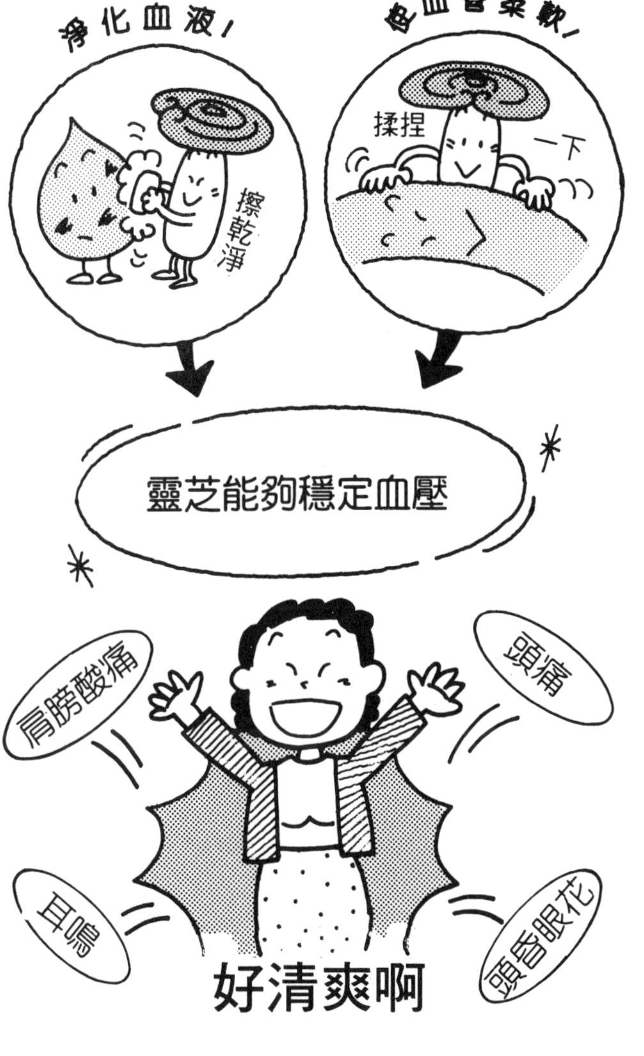
淨化血液！
擦乾淨
使血管柔軟！
揉捏
一下
靈芝能夠穩定血壓
肩膀酸痛
頭痛
耳鳴
頭昏眼花
好清爽啊

換言之，靈芝的效能不單只是降壓作用而已，同時也有穩定血壓的作用。

對於這些患者再投與靈芝二十週，結果血壓更為穩定，與血壓關係密切的頭痛、肩痛、耳鳴、頭昏眼花等症狀都得到改善。

為何靈芝對高血壓有效

那麼，為何靈芝會展現與降壓劑同樣的效果呢？主要作用如下：

①去除血液的粘著，保持清爽的狀態。

②避免血液中形成不必要的血栓。

③促進血管柔軟。

④鎮靜中樞神經。

⑤促進利尿作用。

也就是靈芝能夠淨化血液，使血管柔軟，避免血栓的形成，如此就能夠預防高血壓的產生。

服用靈芝之後，伴隨血壓異常而產生「各種自覺症狀都一掃而空了」，這種報告時有所聞，表現出靈芝具有複合效果。

某位女性十年中因為高血壓而每天飽受耳鳴、頭痛、肩膀酸痛之苦。服用靈芝數日後，覺得身體輕盈。一個月後，血壓大致復原。當然，我們也可以認為這是服用靈芝以後伴隨精神變化所產生的現象。

但是，靈芝的作用明顯地出現在這位女性的身上，高血壓所引起的症狀，就如同沙漠吸水似地霎時消失得無影無踪。

靈芝能夠使血壓正常化，因此，如果體質不適合使用降壓劑的人，可利用靈芝來維持血壓的穩定。

如果服用二個月的靈芝而未見效果，則最好接受醫院的精密檢查。這時就算服用靈芝也枉然了。

靈芝對低血壓也有效

靈芝不僅能使高血壓下降，同時也能使低血壓上昇。這是因為靈芝中的有效成分並非單一性的，乃是各種物質互相發揮作用所致。換言之，靈芝具有穩定血壓的作用，使身體正常化。

因此，不會使血壓下降過度，而會經常創造出最佳的狀態來。

最高血壓低於一〇〇、最低血壓低於六〇的人，就是低血壓症患者。

很多女性自認為是低血壓患者，早上起不了床。事實上，低血壓的症狀是早上爬不起來、容易疲倦、身體寒冷。低血壓症與高血症不同，不會引出一些相關的疾病，很難成為治療的對象。低血壓是血管的抵抗力減弱、血液量減少、心臟功能不良時會出現的疾病。

靈芝對於這些低血壓的症狀有效。這是根據以下生理學的實驗而得知的事實。

利用麻藥使家鼠的血壓下降，再讓家鼠服用靈芝，就會發現最高血壓上昇了。亦即靈芝能夠強化心臟的功能，增加送出的血液量。

低血壓症的人，早上起床時，就算自己意識到要做什麼事情，但是事實上卻覺得頭腦茫然，很難靈活地運作身體。雖然想起床，卻賴床不起。即使接受醫師的診斷，也得不到適切的治療法，是值得同情的狀態。而靈芝能夠對這些人產生一定的效果，值得嘗試。

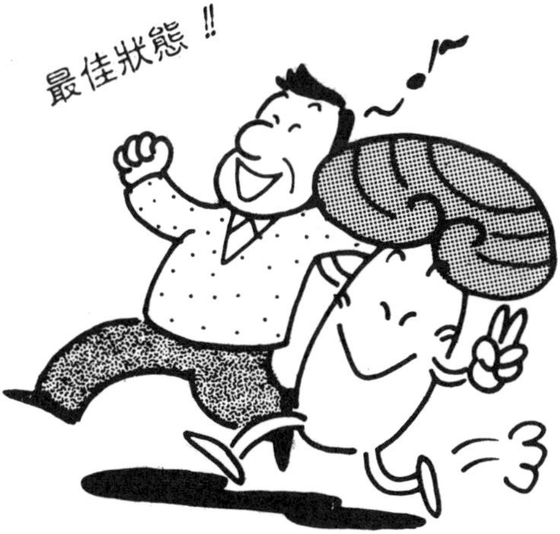

《靈芝體驗談》

利用靈芝使血壓恢復為正常值

仙台市　中島庄司　男性　五五歲

以前血壓高，經常出現頭重的自覺症狀。因為工作忙碌而怠忽治療。

去年冬天接受健康診斷，發現血壓過高，醫生說必須趕緊就醫。血壓最高時是上為二〇〇、下為一九〇～一八〇，最低血壓相當的高，我也知道不能夠再等閒視之。

我不想使用藥物，所以接受朋友的建議使用靈芝。

服用靈芝以後，體內出現了蕁麻疹，我大吃一驚。我想可能體質與靈芝不合吧！打算放棄。可是，有人告訴我服用後可能會出現濕疹，不妨一邊觀察一邊持續服用。於是我又持續服用。

事實上，一週後蕁麻疹痊癒，體調變好。

只要習慣，就不會覺得服用靈芝是件苦差事了。

一個月之後測量血壓，恢復為一四〇／八五的正常值。能夠在這麼短的期間內展現效率，靈芝的效果實在是太偉大了。在一個月內，大約服用了五十公克靈芝粉末。

在血壓下降的同時，頭重感也消失了。以前，左手手指冰冷、發麻，但是這些現象都得到了改善。

此外，昔日經常因為腎結石而住院，服用靈芝之後，不再出現血尿，尿液變得澄清。

相信罹患過結石的人都知道，有時會出現劇痛。然而，服用靈芝之後，背痛緩和，排尿順暢。後來不再因為結石而感到痛苦了。

更有趣的是，喝酒之前，只要用熱水服用靈芝粉末，就不會喝得爛醉如泥了。

服用靈芝已經一年了，不再出現血壓高的現象，每天都充滿元氣地生活。

靈芝能夠預防動脈硬化

飲食生活的紊亂造成動脈硬化

隨著年齡的增長會逐漸老化，這是自然的法則。但是每個人都希望能夠健康長壽。

想要遏止老化、維持健康，就必須努力維持身體的機能。其中，保持血管的乾淨是最重要的。因為「人類隨著血管而老化」，因此老化與動脈硬化有密切的關係。

一旦引起動脈硬化，則血液循環不良，無法充分補給營養和氧。因此，老化造成代謝不良、細胞代謝功能減退，就會引起細胞的變性與萎縮。

所以，防止動脈硬化堪稱是遏止老化的關鍵。

但是，與「老化」無緣的年輕一代也出現了無數動脈硬化的例子，這一點各位也許不知道吧！根據最近的報告，甚至連兒童都出現動脈硬化的疾病。五歲健康的孩子卻出現動脈硬化的情形，令人驚愕。

此外，根據資料顯示，三十幾歲男性幾乎在動脈中最粗的主動脈都有動脈硬化的現象出現。因此，絕對不要認為自己還年輕，不要緊，而掉以輕心。

為什麼動脈硬化會蔓延到年輕一代的身上呢？問題就在於飲食生活。戰後國內的飲食生活逐漸歐美化，脂肪攝取量急速增加，再加上加工食品的氾濫，以及運動不足等，於是造成動脈硬化患者激增。

醣類、碳水化合物大量地攝取，就會代謝出中性脂肪，成為脂肪在脂肪組織中積存下來，導致肥胖。

在此不容忽視的，就是膽固醇的存在。

膽固醇遍及全身，因為不溶於水，所以是由血液中的ＨＤＬ及ＬＤＬ這種類似卡車的物質來運送。

膽固醇有好壞之分，良質膽固醇是由HDL卡車運送；壞膽固醇則是由LDL卡車運送。

由HDL運送到肝臟的膽固醇，在此被膽汁酸等代謝掉，而LDL則運送到末梢組織，為了當成熱量使用，因此儲存在脂肪組織。不過，當LDL膽固醇的量過多或代謝不足，就會使膽固醇沈著於動脈壁，成為動脈硬化的原因。

事實上，心臟血管的動脈硬化所引起的心肌梗塞，是因為HDL膽固醇減少而導致發病率增高。

動脈硬化為何可怕

那麼，為什麼動脈硬化對老化而言是最大的問題呢?因為動脈硬化是引起各種疾病的元兇。

當脂質沈著於動脈時，細胞在內膜增殖，壁會增厚，血管變細，血液循環不順暢。不僅如此，血管壁變硬，積存在細胞中的脂質造成細胞變性，因此，周遭的組織脆弱，容易瓦解。所以，動脈硬化會引起伴隨血液循環惡化的疾病（腦動脈硬化等），以及因為血管脆弱而產生出血的疾病（腦溢血等）。

腦動脈硬化也會發展為失眠、頭痛、頭昏眼花、健忘等症狀所代表的老人性痴呆症，以及腦軟化症。尤其老化之中最大的問題，亦即痴呆的原因五十％～七十％都是腦的動脈硬化所造成的。

此外，一旦形成冠狀（心臟）動脈硬化時，就會出現心臟疼痛、心律不整、心不全的現象。

一旦形成腦梗塞或心肌梗塞時，就會危及生命。

此外，當末梢動脈產生變化時，會引起四肢冰冷、神經痛以及對於外部刺激異常敏感的現象，就算沒有這些自覺症狀，在不知不覺當中，症狀依然在進行著，必須留意。

動脈硬化會隨著年齡的增長而進行，同時也會由於各種要因而加速其形成。危險因子包括高血壓、糖尿病、高膽固醇血症，以及壓力、運動不足、抽煙、喝酒等。

防止動脈硬化的重要關鍵，就在於每天的飲食生活中，所以要注意以下幾點：

①控制鹽分的攝取量。

②控制糖分的攝取量。

③充分攝取食物纖維。

④多攝取植物油。

⑤多攝取維他命C、E。

⑥不可過度攝取酒或咖啡因。

此外，所攝取的熱量，要藉著適度的運動消耗量，而且要巧妙地紓解壓力，維持情緒的穩定。

動脈硬化和高血壓、糖尿病都是以現代人所面臨的許多問題為誘因而形成的。要加以預防，當然要重新評估生活的平衡。

藉由正確的飲食生活和適度的運動等日常生活注意事項，以及利用靈芝這種對於脂質的代謝和血管耗物發揮好作用的食品，就能夠有效地預防動脈硬化。

靈芝能夠降低膽固醇

在高脂血症的改善及動脈硬化的預防上，靈芝能夠展現效果，主要是具有降低膽固醇與中性脂肪的作用。

高脂血症的治療藥，目前是使用維他命E、植物甾醇，必須磷脂質等，其中甾醇是蕈類中含量較多的成分。

靈芝中也含有很多這種成分。靈芝對於高脂血症有效的理由，可能就在於甾醇的作用吧！

關於蕈類的抗脂血症作用，很多資料都加以報告，其中關於靈芝的脂肪代謝作用，為各位介紹一下有趣的資料。

近畿大學的久保道德教授，利用高脂血症家鼠的實驗，證明了靈芝具有降低膽固醇的作用。

首先，將自然發症高血壓家鼠分為數組，特別觀察其中的兩組。

①組　利用混合膽固醇、炸油等高脂肪食品的飼料飼養二十天。

②組　連續投與高脂肪食與靈芝二十天。

實驗結果如下：

用高脂肪食飼養的①的家鼠的肝臟，因為脂肪沈著而成為淡黃色。抽取這一組家鼠的血時，很明顯的，膽固醇、中性脂肪、β—脂蛋白都增加了，形成高脂血症。

但是，用高脂肪食飼養並同時投與靈芝的②組的家鼠，肝臟脂肪的沈著較少，血液中的膽固醇及中性脂肪都降低了。

由這個實驗可以得知，靈芝防止高脂血症、預防動脈硬化的作用，與膽固醇的代謝良好有關。

膽固醇是藉著ＨＤＬ與ＬＤＬ這種好像卡車的物質，來搬運在往來於肝臟與末梢的脂肪之間被代謝掉。在攝取大量的脂肪之後服用靈芝，則於肝臟或血液中也不

靈芝能使膽固醇代謝順暢！

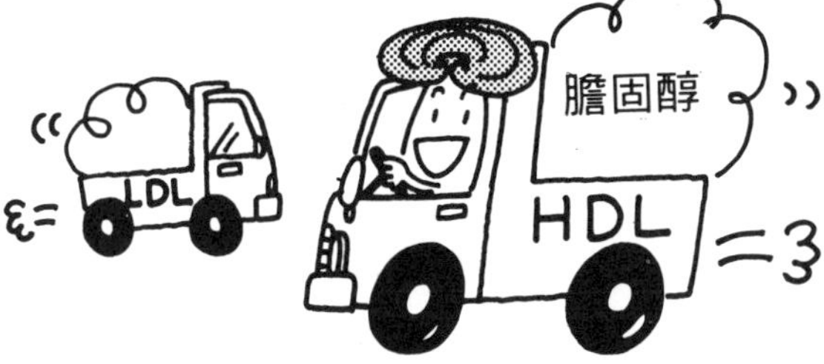

▼健康的動脈管

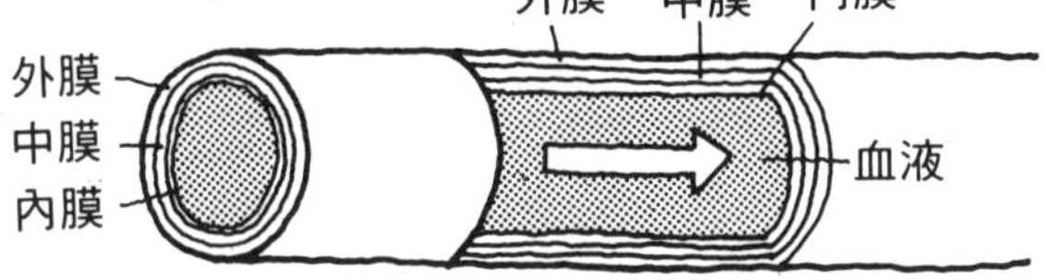

▼引起動脈硬化的動脈管

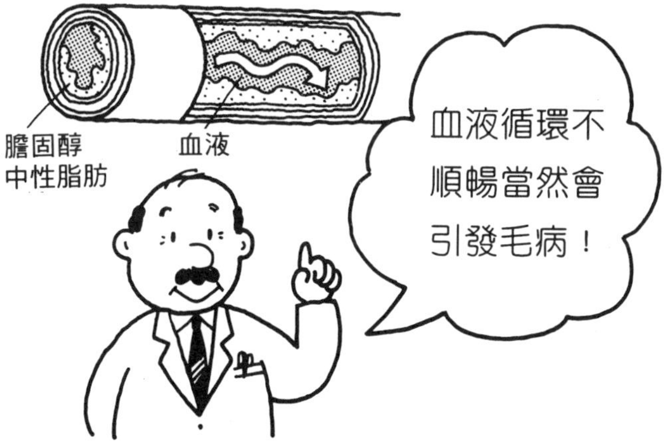

會增加膽固醇，亦即靈芝能夠將脂肪當成熱量大量地使用，多餘的脂肪則成為脂肪酸排出體外。因此，膽固醇不會積存在體內而為非作歹。

即使再如何地小心，現代人的飲食生活還是會導致脂肪攝取過多。服用靈芝，使脂肪的代謝良好，就不易造成動脈硬化了。

靈芝對於肝臟障礙的效果

大量攝取酒導致肝障礙

一天結束之後喝一杯啤酒……疲勞煙消雲散，能夠享受到解放感。酒能夠紓解壓力，的確是很方便的方法。

巧妙飲酒，能夠使人神清氣爽，故酒有百藥之長的稱呼。不過，如果喝法錯誤，就會成為「瘋子水」，這就是酒的可怕之處。最極端的例子就是酒精依賴症，嚴重時，會出現幻聽、幻視、手發抖，連性格也改變了。

另外，攝取酒也會使胃、腸、食道、腦等各臟器出現毛病，其中以肝臟障礙最嚴重。

肝臟障礙是酒精依賴症出現最多的弊端之一，八十%以上的人都會出現，而且沒有自覺症狀，多半不會察覺。

事實上，酒與肝臟有密切的關係。攝取的酒精八十%以上都在胃和小腸的上部被吸收，而後進入血液中，其中的九十～九八%在肝臟進行氧化，最後成為水與二氧化碳。

那麼，為什麼酒會造成肝臟障礙呢？因為過剩攝取酒時，會延遲肝臟原本的解毒、排泄、代謝的作用。此外，會使脂肪的燃燒不完全，積存在肝臟以後造成脂肪肝，一旦惡化時，就會形成肝硬化。

在歐美，八十%的肝硬化都是酒精性肝硬化，在日本八十%則是由肝炎病毒所造成的，剩下的二十%才是酒精性所引起的。

症狀方面，包括疲勞、倦怠、腹脹、皮膚不潔等，同時，臉與鼻的毛細血管張開、粗大，手掌發紅，血管擴張成蜘網狀等。

一旦罹患肝硬化之後，會因食道靜脈癌、肝性昏睡、肝癌而死亡的例子卻時有

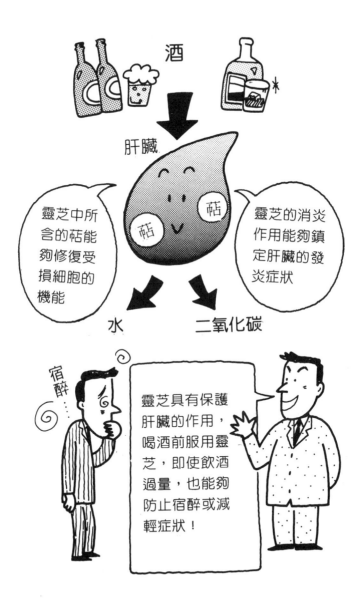

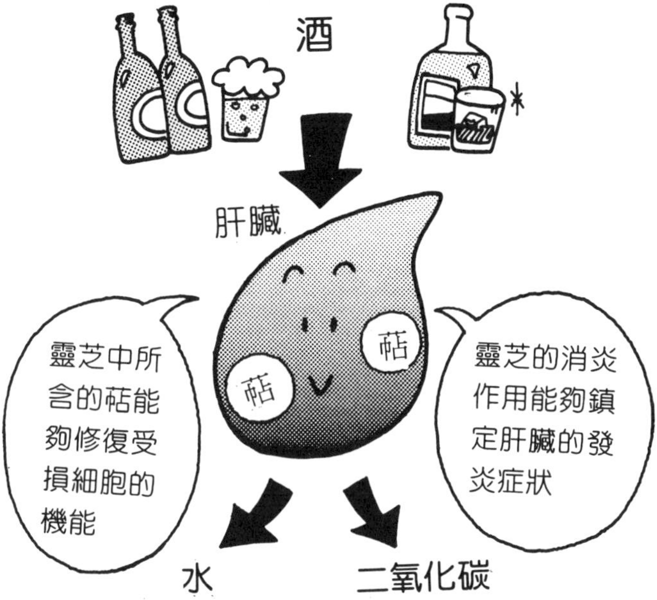
酒
肝臟
萜
萜
靈芝中所含的萜能夠修復受損細胞的機能
靈芝的消炎作用能夠鎮定肝臟的發炎症狀
水
二氧化碳

宿醉……
靈芝具有保護肝臟的作用，喝酒前服用靈芝，即使飲酒過量，也能夠防止宿醉或減輕症狀！

所聞。不過，因喝酒而引起的肝硬化，在治療上比較容易產生反應。亦即只要戒酒，過著規律正常的生活並進行適當的治療，就能夠延長壽命。

但是，到達肝硬化的地步時，較難痊癒，一旦症狀繼續進行，就會造成腹水積存，五十％三年內會死亡。

肝硬化是肝炎和脂肪肝所造成的結果，也是最後的狀態，在其前階段時就需要加以遏止。因此，必須自己巧妙地控制酒的攝取量。

利用靈芝對付酒精的方法

要預防因為酒所形成的肝臟疾病時，首先要了解自己的酒量，不宜飲用過度。

喝酒之後，肝臟內的各種酵素會開始活性化，代謝掉酒精。但是酵素的活性化因人而異，因為酒而引起的細胞障礙，也因人而異，各有不同，因此，每個人的酒量也不同。

有的人認為「每天晚酌喝兩壺日本清酒，絕對不會過量」而掉以輕心，但是持續飲用三十年，酒精量是為五百公斤，當然不能夠安心。

一般而言，到底什麼樣才算是適量呢？日本酒為一壺、啤酒一大瓶、威士忌雙份一杯為適量。

以此為標準，知道自己的適量，遵守原則，最為重要。此外，可以在下酒菜上下工夫，一週決定幾天不喝酒的日子，藉此就能夠預防酒所引起的毛病。

但是，上班族為了交際應酬，有時會喝得過多，這也是無可奈何之事。結果造成惡醉或宿醉，深感痛苦……這是很多喝酒人士都曾有過的經驗。

靈芝具有護肝作用，最好在喝酒之前用靈芝。

此外，在大量攝取酒之後，於睡前服用靈芝，第二天就不會出現宿醉，即使宿醉，症狀也會比較輕微。

這是因為在熟睡時，肝功能活性化，酒能夠完全被代謝為水、二氧化碳所致。

此外，有些報告顯示，使用新藥也無效，必須藉著食物療法、靜養來治療的慢性肝炎，則可以借助靈芝的效果。

為什麼靈芝對肝炎有效呢？我認為有以下的理由。

①藉著靈芝的消炎作用鎮靜肝臟的發炎症狀。

②藉著靈芝中所含的萜使受損細胞的機能復活。

大家都知道靈芝具有消炎作用，因此能夠改善肝炎的症狀。

靈芝中含有萜的物質，這個物質能使遭到破壞的細胞的機能復甦。利用萜使肝功能正常化，就能夠改善症狀。

藉由這些作用，靈芝對於因酒精而受損的肝臟細胞的發炎症狀能夠加以去除，同時促進其機能的復原。

當酒的傷害形成慢性化或肝細胞出現脂肪變性、成為脂肪肝的狀態時，則長期使用靈芝，就能夠使膽固醇的代謝良好，去除發炎症狀，因此能夠幫助肝臟復原。

因此，對於上班族而言，利用靈芝才是對付酒精的高明方法。

《靈芝體驗談》

利用靈芝克服C型肝炎

世田谷區 銀行幹部H氏 男性 五一歲

八年前四三歲的我，在接受手術時因為輸血而感染C型肝炎。C型肝炎在當時尚未發現病毒，當然沒有治療法。

住進大型醫院，服用藥物，但是不見效果，只是靜養二個月。GOT為八○○～九○○，持續一個月未下降。

抱持絕望的心情，持續住院，後來在母親的建議下使用靈芝。

醫生說沒有特效藥，但是我還是認為服用院方所開的藥物，同時也服用靈芝。

靈芝很苦，難以入口，不過，持續服用之後，發現它很美味。

一週後，GOT降為一○○，像鉛一般重的倦怠感去除，逐漸產生食慾。

目前即使出差，也很有元氣地工作著。

持續服用靈芝，覺得自己變得年輕許多。

生病之後，醫生勸我戒酒，不過為了工作必須應酬、喝酒，但是我盡量節制。服用靈芝之後，不會宿醉，對我而言是一大救助。

現在，將靈芝當茶每天飲用。

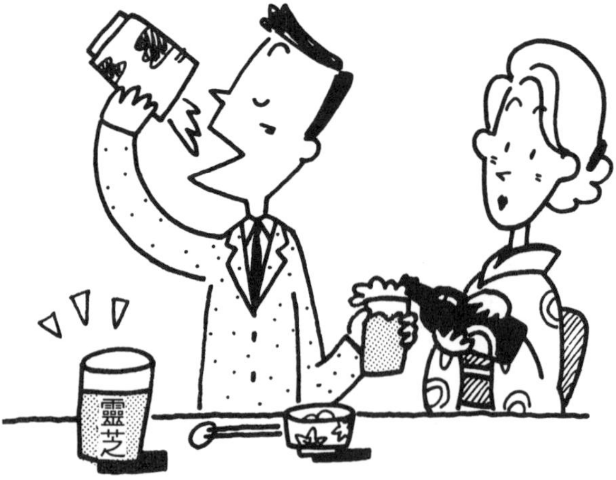

靈芝使過敏體質正常化

過敏是現代病

對人類而言，免疫力十分的重要，這在前面已經提及。

但是，當免疫反應過剩地發揮作用時，會產生各種問題。對於外界的刺激，身體會過剩地產生反應。

身體老化時，抑制過剩反應的力量減弱，因此容易引起過剩免疫，這就是引發各種疾病的原因。

例如，風濕、膠原病、過敏等免疫系統的疾病，尤其過敏是成為話題的疾病。

氣喘或異位性皮膚炎等疾病，是大家所熟知的過敏現象，目前是從嬰兒到大人都感到煩惱的現代病之一。

最近，我們經常提及的過敏，原本是來自希臘文，意思是「與本來的東西不同之物」，「出現奇怪的反應」。

我們過著不斷接觸異物的生活，而身體藉著免疫機能想要排除這些異物。但是，過敏則是因為與異物的接觸，身體產生過剩的防禦反應，形成發癢、腫脹等症狀。

造成過敏症狀惡化的要因，包括多種、多量攝取食品添加物，住在非木造住宅，或藥物及砂糖攝取過剩等。

此外，神經質而容易造成壓力積存的人，或住在大氣污染比較嚴重的都市中的人，較易罹患過敏。這也可以說是文明社會所產生的現代病。

靈芝抑制過剩免疫

靈芝能夠調整免疫力，使體調正常化，同時也能夠期待它對過敏症狀的效果。

實際上，很多資料都顯示靈芝能夠改善過敏症狀。

例如，一位九歲女孩，從小就因為支氣管氣喘而經常發病，同時對於牛奶與虱目魚過敏，但是服用靈芝以後，不再出現支氣管氣喘發作的情形，同時也不再對牛奶、虱目魚過敏了。

當異物入侵人體時，某種細胞會感覺到這一點而製造出傳導物質來。組織胺就是其中之一，藉此使免疫系統發揮作用，排除對身體有害的物質或加以破壞。

但是，如果釋放出過剩的組織胺，使免疫機能過度地發揮作用，就會引起過敏反應。

事實上，過敏體質的人，組織胺異常增高。像屬於過敏之一的蕁麻疹患者，投與抗組織胺就能夠遏止發作，理由就在於此。

根據廣島大學藥學部的山崎和男教授的研究，顯示靈芝中具有抑制體內組織胺遊離作用的一連串的羊毛甾烷系化合物，現在逐漸了解其構造。

因此，靈芝一方面能夠增強細胞性的免疫能力，增強抗癌性，同時也能夠抑制組織胺等的遊離，調節抗原抗體反應，改善過敏症狀。

談到免疫現象，看起來好像是相反的作用，但是會各自產生反應的靈芝的成分，一方面是多糖類，另一方面是羊毛甾烷系化合物，藉由這兩種不同的物質才能夠辦到的。

因此，服用靈芝者的體調或體內出現的過度刺激反應，或過度受到節制的反應都得以正常化。一方面遏止過敏，另一方面增強免疫力。

《靈芝體驗談》

利用靈芝治癒風濕痛

大月市　望月民子　女性　六五歲

在五十歲左右，手無法繞到後方，肩膀和手臂疼痛，我想這就是所謂的五十肩吧！疼痛日益強烈，甚至無法上廁所。

接受醫院檢查，診斷為風濕。雖然服藥，但是疼痛時好時壞，無法去除。

聽到我的狀況以後，兒子送給我靈芝粉末，為了不辜負兒子的好意而開始服用。

最初，因為味苦而用糯米紙包起來服用，後來就不再在意苦味，能夠輕鬆地服用了。

二～三個月以後，肩膀與手臂的疼痛消失，到醫院檢查，也不用再像以前那麼戰戰兢兢地等在候診室了。

現在因為年紀大了，所以經常會有足腰疼痛的現象，不過症狀緩和，能夠外出旅行。

最近，親家公的身體不好，醫生診斷肝臟功能不良，建議他住院，但是礙於工作而放棄住院休養。

我建議他使用靈芝，一方面等待住院，一方面接受門診的治療和檢查，結果就逐漸好轉，主治醫生判斷不必住院了。

生病之後才知道健康的可貴。現在為了多創造一些體力，每天早晨會做韻律操，而且步行一小時。

目前，我、兒子、親家公、親家母都服用靈芝，每個人體調良好，都能充滿元氣地生活著。

第五章 在家庭中實行的靈芝健康法

靈芝健康法

要選擇何種靈芝

很多初次購買靈芝的人，都不知道該選用哪一種靈芝。靈芝因產地、栽培條件的不同，所含的成分也不同，當然藥效也不同，在選擇時尤其要慎重。

栽培條件不良，無法充分生長的靈芝，就是只有蕈柄、沒有傘的鹿角芝。當然，這種物質的藥效成分較少，降壓效果只有普通靈芝的五分之一而已。

靈芝的藥效成分集中在傘，要選擇傘充分成長，較大而且較厚者。

傘的硬度與傘內側的狀態也與靈芝藥效成分的含量有關，外行人很難分辨好壞。購買時，要找值得信賴的商店。

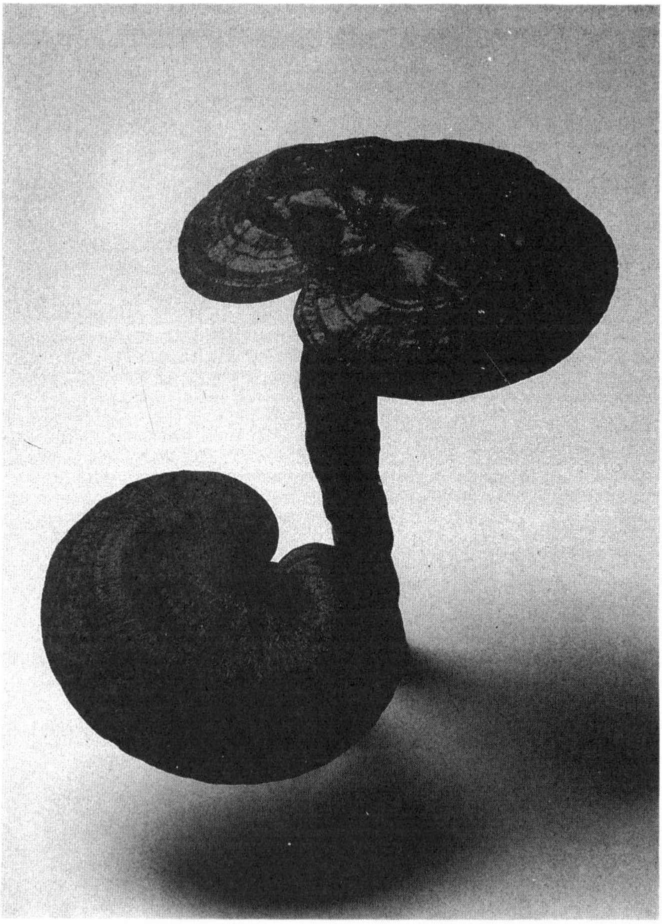

充分乾燥的靈芝不會腐爛，故有萬年茸之稱。天然的物質擱在一旁會生霉。最近在嚴格品質管理之下栽培出來的靈芝，使用起來比較安心。

靈芝的服用方式

靈芝很硬，不能夠直接食用，一般是煎服。

直接使用太大了，要削成薄片之後再煎煮。可以使用萬用剪刀或削柴魚片的器具，如果實在堅硬難切，可以略微煎煮，等軟了之後再切。通常切成〇・五～一平方公分的正方形，如此較能夠抽出萃取劑。

一天使用二～十公克為適量。如果想要提昇效果，可以多使用。以四〇〇cc的水煮沸三～五分鐘。這時最好選用熱傳導比較溫和的土鍋容器，煎好後要立刻將汁液移到其他的容器中。再加入二〇〇cc的水，同樣地煮第二次、第三次。

利用這個方法煎煮出來的汁液，一日分二～三次在飯前空腹時服用。如果只飲用一次分量，剩下的一定要密封保存於冰箱內。因為靈芝中所含的多糖體易被雜菌分解，或者有發酵之虞。

最好每次服用時煎煮較為理想，如果難以辦到，則最多一次煎煮一～二天分。

靈芝很苦，初次飲用的人多少會產生抵抗感。但是，前面也提及，苦味成分與藥效有密切的關連，好的靈芝一定很苦，雖然苦，卻有一種清爽的口感。喝慣漢方藥的人，當然不以為意，而初次飲用的人，也能夠很快地接受這種苦味。

靈芝酒的作法

將一百公克的靈芝削成薄片，浸泡在一・八公升的燒酒中。大約擱置一個月，就能夠溶出靈芝的萃取劑，燒酒成為茶褐色。舔一舔，會發現舌頭殘留強烈的苦味，這時就表示可以喝了。

將一百公克的靈芝浸泡在二公升的燒酒中。再加入一杯蜂蜜，四個檸檬，密封後保存陰暗處，擱置一個半月～三個月，使其成熟。一天喝二～三小杯。如果不習慣飲酒，可用水稀釋為二倍，或煮滾之後，去除酒精成分再喝。

在中國除了靈芝之外，尚且加入藥用人參、桂皮、龍骨等十六種動物、植物生藥萃取劑製成靈芝酒，並且出口到日本去。

能夠輕鬆飲用的靈芝口服液

覺得煎煮麻煩或沒有時間，則可以利用市售口服液。將靈芝煎汁瓶裝，或將濃縮的煎汁作成口服液，或是配合梅子萃取劑、蜂蜜、白蘭地等作成容易飲用的口服液。

不習慣苦味的人，可以利用將靈芝萃取劑乾燥製成粉末的產品，或容易服用的錠劑，攜帶方便，旅行時可加以利用。

如果不期待產生極大的藥效，只是當茶飲用，則可以利用靈芝茶，靈芝烏龍茶等，市售健康茶有很多的素材，廠牌很多，但是不論是哪一種，都是容易飲用而且爽口的飲料。此外，靈芝糖或靈芝粉末加入玉米、大豆蛋白作成糊狀或配合加入綠球藻的點心，也製成商品問世了。

但是這些市售品共通的問題點，就是極力壓抑靈芝的苦味，故靈芝的含量較少。當然，就方便與口感而言，的確是很討好，不過，不可能期待產生靈芝原本的效用。最好還是直接煎煮靈芝來服用。

靈芝澡具美容效果

各種沐浴劑掀起旋風，靈芝萃取劑也是期待可以產生藥效的沐浴劑之一。泡個澡，具有暖身效果，能夠促進血液循環。

大家都知道靈芝具有美肌效果，泡個靈芝澡，能夠創造光滑的肌膚。

尤其乾燥肌或過敏體質的人，能夠得到卓效。

使用方法是，煎煮靈芝之後，將殘渣乾燥放入布袋中，丟入洗澡水中即可。泡完澡要取出袋子，使其乾燥，可用四~五次。

此外，也可以直接煎煮一～二公克的靈芝放入洗澡水中，如果是使用萃取劑，只要一包即可。沒有臭味，而且不會污染洗澡水。

靈芝化妝水能夠消除肌膚的問題

新鮮的靈芝浸泡在酒精濃度為十%的燒酒中，直接抽出萃取劑，一升瓶一瓶使用五十公克的靈芝即可，在陰暗處擱置二～三個月。

用化妝綿沾靈芝化妝水拍打肌膚。靈芝中所含的多糖類具有潤膚效果，精油成分能夠保持肌膚狀態穩定，使用後，肌膚光滑。

尤其是不會刺激肌膚，所以敏感肌的人也不會引起問題。

靈芝是有消炎作用，因為曬傷而疼痛時，使用靈芝化妝水，能夠抑制發炎症狀，使肌膚復原。

有時候在燙傷後也可以塗抹靈芝化妝水，藉此能夠去除疤痕。

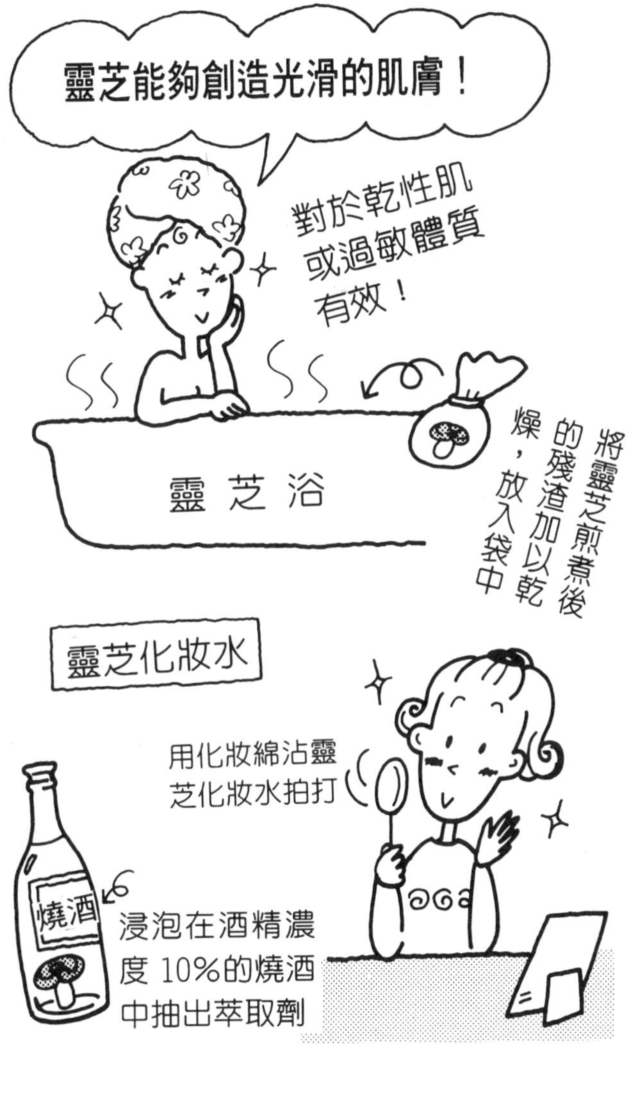
靈芝能夠創造光滑的肌膚！
對於乾性肌
或過敏體質
有效！
靈芝浴
將靈芝煎煮後
的殘渣加以乾
燥，放入袋中
靈芝化妝水
用化妝綿沾靈
芝化妝水拍打
燒酒
浸泡在酒精濃
度 10%的燒酒
中抽出萃取劑

《靈芝體驗談》

塗抹靈芝液以後疤痕消失了

東京都　望月雅子　女性　四十歲

十年前，家中的澡鍋突然爆炸，我的頭髮、睫毛、眉毛都被燒焦，臉、腳、手等，幾乎全身都出現水泡、紅腫的燙傷。雖然接受醫院的治療，但是卻擔心殘留疤痕。

之後，我用過許多方法都無法把疤痕治好，後來在丈夫的建議下，使用靈芝。丈夫的朋友因為使用靈芝而擁有良好的體調與肌膚。

於是我將新鮮的靈芝浸泡在燒酒中，先塗抹院方的藥物，再以濕布療法的方式將靈芝液貼在患部。持續進行三週，燒灼痛去除，疤痕也不明顯。接下來的一個多月，都用化妝綿沾靈芝液拍打患部。

數年後，不小心再度被熱水燙傷，整個左手臂起水泡。我們家經營麵館，每當碰到熱氣騰騰的東西時，就會覺得疼痛，但是後來接受醫院的治療，且併用靈芝濕布療法，經過二～三週後，疼痛、疤痕都消失了。

雖然經過兩次嚴重的燙傷，但是肌膚卻非常的美麗，外人根本看不出有任何的疤痕存在。

防止老化的方法

與壓力和平相處

現在是個充滿壓力的時代。

不僅對於精神，壓力也會損傷我們的肉體。如果慢性地持續積存壓力，就如同疲勞的堆積一般，會使身體出現「偏差」。因此，壓力當然是萬病之源。

壓力會影響自律神經，引起血管收縮，使血液循環不良，促進高血壓、動脈硬化的形成。

能夠排斥壓力地過著健康的每一天是最好的，但是目前的社會環境充斥著壓力。生活模式與社會構造產生急速的變化，壓力非但沒有減少，反而不斷地增加。

問題就在於如何消除及減輕壓力。有些自認為能夠消除壓力的方法，反而會增強壓力。

喝酒，是一般人認為消除壓力最簡便的方法。但是如果飲用過度，第二天工作效率減退，可能會遭遇意想不到的失敗。同時，也可能因酒醉使人際關係惡化。另外，消除壓力所需要的維他命、礦物質，會成為尿液排泄，具有這些缺點。

休假也是消除壓力的好方法，但是如果休息方法不當，也無法紓解壓力。

最近的企業也有「輕鬆休假」的制度，但很多人面對這麼多的休假日，反而感到迷惘，不知該如何打發時間，結果造成心理不安，這是值得重視的問題。

休假日賴在床上，輾轉反側，心神不寧，反而會因為緊張而導致壓力積存。因此，休假日不要整天窩在家裡，最好參與一些活動或到郊外踏青。能和朋友、家人聊天，就會覺得生活踏實多了。另外，也可以和家人去泡溫泉、騎自行車流流汗，藉此能夠發現自我更新的方法與退休和老後的生活意義。

平常在鋼筋水泥建築大樓內上班的人，最好能夠利用休假日多多接觸大自然。

其實，壓力也有好壞之分。

適度的緊張感能夠使心靈具有張力，因此，要巧妙地與壓力和平共處。

只要逐一地消除壓力，就能夠湧現自信。就算面臨較大的壓力，也能夠以平常心面對。

與靈芝一併攝取的食品

為了預防老化所伴隨而生的疾病，可以借助靈芝的效力，但是在每天的飲食中積極攝取一些有助於健康的食品，才是戰勝老化的秘訣。

下述的食品有助於維持健康，只要配合個人的體質適量地攝取，就能夠防止老化。

【蜂王漿】

很多人會將蜂王漿與蜂蜜混為一談，但是兩者完全不同。兩者雖然都是蜜蜂所製造出來的，不過，蜂蜜是蜜蜂的糧食，是儲存在巢中的熱量源，而蜂王漿則是由蜜蜂咽頭部所分泌出來，養育女王蜂的一種荷爾蒙。

女王蜂攝取蜂王漿之後，成長速度為其他蜜蜂的兩倍，能夠培養出一天持續產下一千五百個卵的力量。

中世紀的歐洲，蜂王漿被視為是長生不老的藥物，只有國王和享有特權者才能夠吃到。

蜂王漿含有豐富的蛋白質、維他命類與脂肪酸，具有促進成長、解毒、防止脂肪沈著於肝臟的作用，對於新陳代謝衰弱的中高年齡層的人、虛弱體質、病中病後的人來說，能夠展現卓效。

蜂王漿能夠降低膽固醇，控制血糖值，也能夠作用於腦中樞，具有防止老化的作用。

此外，能夠提高細胞的呼吸，促使代謝活性化，提升養分的吸收，使身體的機能活潑。同時，蜂王漿中所含的乙酰膽鹼的物質能夠改善末梢循環，促進皮膚的新陳代謝。

實際上，根據報告顯示，對於更年期障礙、貧血、精力減退、失眠症、皮膚的老化、慢性前列腺炎等都有效，可以說是防止老化不可或缺的食品。

【高麗人參】

高麗參是得到認可而當成醫藥品的生藥，具有獨特的味道。

藥效廣泛，對於食慾不振、胃腸與腹部的發脹、頭昏眼花、起立性昏眩、低血壓、四肢冰冷症、疲勞感、心律不整、自律神經失調症等都有效。

能夠紓解身心兩方面的疲勞，強化內臟的機能，同時也會出現興奮作用。給予精神壓力患者高麗人參，能夠改善體調，充分應對壓力。

但是高麗人參有效成分的人參皂角茸具有強心作用，胡亂使用會造成反效果，尤其高齡者一定要遵守一天的攝取量，才能夠提升效果。

【糙 米】

在自然食旋風中備受矚目的糙米，與白米相比，果皮、種皮、糊粉層、胚芽含量豐富。此外，也含有粗蛋白質、粗脂肪、維他命A、B、E、菸酸、泛酸等多種營養素，是完美的食品。

糙米能夠促進胃腸功能活絡，提高消化吸收力，因此能夠消除便秘，也能夠使慢性胃腸病復原。此外，能夠使腸內有用的大腸菌增加，維持鹼性的血液，減少膽固醇的吸收。

藉此能夠防止高血壓、動脈硬化，對心臟病也有效。

對於食量較小、消化吸收力減退的老年人而言，營養均衡、能夠使腸活絡的糙米，是效果極佳的營養食品。

結語

談到與蕈類的緣分，首推在癌症研究會從多孔菌中抽出多糖類、不遺餘力開發PSK這種癌症免疫療法劑的癌症研究所副所長塚越茂博士。

關於免疫機能調節的研究，乃是醫學上的重要課題。透過蕈類，才疏學淺的筆者能夠得到介紹有關這些內容的機會，真是非常的感謝。

本書的出版，得到各界人士鼎力相助，在此致以十二萬分的謝意。

陳瑞東

參考文獻一覽

「霊芝」漢方薬医学双書　近畿大学薬学部久保道徳研究室編　三一書房
「ガンと古梅霊芝」　松本紘斎著　文理書院
「霊芝で病気にならない」　有地滋著　青春出版社
「ガン体質はゲルマニウムで改善できる」　太田富蔵著・白崎和夫監修　アス出版
「奇跡の姫マツタケ」　岩出亥之助・伊藤均著　地球社
「なぜ姫マツタケは効くのか」　水野卓・伊藤均著　創樹社
「霊芝の効用」　木崎国嘉著　ヘルス研究所
「霊芝で現代病を予防する」　有地滋・林輝明著　ヘルス研究所
「アレルギーに効く霊芝」　久保道徳著　ヘルス研究所
「老化に勝つ」　陳瑞東著　日本工業新聞社
「ガンに効く漢方薬」　陳瑞東著　ハート出版

大展出版社有限公司
品冠文化出版社

圖書目錄

地址：台北市北投區(石牌)
致遠一路二段 12 巷 1 號
郵撥：01669551<大展>
19346241<品冠>

電話：(02) 28236031
28236033
28233123
傳真：(02) 28272069

・熱門新知・品冠編號 67

1.	圖解基因與 DNA		中原英臣主編	230 元
2.	圖解人體的神奇	（精）	米山公啟主編	230 元
3.	圖解腦與心的構造	（精）	永田和哉主編	230 元
4.	圖解科學的神奇	（精）	鳥海光弘主編	230 元
5.	圖解數學的神奇	（精）	柳 谷 晃著	250 元
6.	圖解基因操作	（精）	海老原充主編	230 元
7.	圖解後基因組	（精）	才園哲人著	230 元
8.	圖解再生醫療的構造與未來		才園哲人著	230 元
9.	圖解保護身體的免疫構造		才園哲人著	230 元
10.	90 分鐘了解尖端技術的結構		志村幸雄著	280 元
11.	人體解剖學歌訣		張元生主編	200 元

・名人選輯・品冠編號 671

1.	佛洛伊德	傅陽主編	200 元
2.	莎士比亞	傅陽主編	200 元
3.	蘇格拉底	傅陽主編	200 元
4.	盧梭	傅陽主編	200 元
5.	歌德	傅陽主編	200 元
6.	培根	傅陽主編	200 元
7.	但丁	傅陽主編	200 元
8.	西蒙波娃	傅陽主編	200 元

・圍棋輕鬆學・品冠編號 68

1.	圍棋六日通	李曉佳編著	160 元
2.	布局的對策	吳玉林等編著	250 元
3.	定石的運用	吳玉林等編著	280 元
4.	死活的要點	吳玉林等編著	250 元
5.	中盤的妙手	吳玉林等編著	300 元
6.	收官的技巧	吳玉林等編著	250 元
7.	中國名手名局賞析	沙舟編著	300 元
8.	日韓名手名局賞析	沙舟編著	330 元

・象棋輕鬆學・品冠編號 69

1.	象棋開局精要	方長勤審校	280 元
2.	象棋中局薈萃	言穆江著	280 元
3.	象棋殘局精粹	黃大昌著	280 元
4.	象棋精巧短局	石鏞、石煉編著	280 元

・生活廣場・品冠編號 61

1.	366 天誕生星	李芳黛譯	280 元
2.	366 天誕生花與誕生石	李芳黛譯	280 元
3.	科學命相	淺野八郎著	220 元
4.	已知的他界科學	陳蒼杰譯	220 元
5.	開拓未來的他界科學	陳蒼杰譯	220 元
6.	世紀末變態心理犯罪檔案	沈永嘉譯	240 元
7.	366 天開運年鑑	林廷宇編著	230 元
8.	色彩學與你	野村順一著	230 元
9.	科學手相	淺野八郎著	230 元
10.	你也能成為戀愛高手	柯富陽編著	220 元
12.	動物測驗—人性現形	淺野八郎著	200 元
13.	愛情、幸福完全自測	淺野八郎著	200 元
14.	輕鬆攻佔女性	趙奕世編著	230 元
15.	解讀命運密碼	郭宗德著	200 元
16.	由客家了解亞洲	高木桂藏著	220 元

・血型系列・品冠編號 611

1.	A 血型與十二生肖	萬年青主編	180 元
2.	B 血型與十二生肖	萬年青主編	180 元
3.	O 血型與十二生肖	萬年青主編	180 元
4.	AB 血型與十二生肖	萬年青主編	180 元
5.	血型與十二星座	許淑瑛編著	230 元

・女醫師系列・品冠編號 62

1.	子宮內膜症	國府田清子著	200 元
2.	子宮肌瘤	黑島淳子著	200 元
3.	上班女性的壓力症候群	池下育子著	200 元
4.	漏尿、尿失禁	中田真木著	200 元
5.	高齡生產	大鷹美子著	200 元
6.	子宮癌	上坊敏子著	200 元
7.	避孕	早乙女智子著	200 元
8.	不孕症	中村春根著	200 元
9.	生理痛與生理不順	堀口雅子著	200 元

10. 更年期	野末悅子著	200 元

・傳統民俗療法・品冠編號 63

1. 神奇刀療法	潘文雄著	200 元
2. 神奇拍打療法	安在峰著	200 元
3. 神奇拔罐療法	安在峰著	200 元
4. 神奇艾灸療法	安在峰著	200 元
5. 神奇貼敷療法	安在峰著	200 元
6. 神奇薰洗療法	安在峰著	200 元
7. 神奇耳穴療法	安在峰著	200 元
8. 神奇指針療法	安在峰著	200 元
9. 神奇藥酒療法	安在峰著	200 元
10. 神奇藥茶療法	安在峰著	200 元
11. 神奇推拿療法	張貴荷著	200 元
12. 神奇止痛療法	漆 浩 著	200 元
13. 神奇天然藥食物療法	李琳編著	200 元
14. 神奇新穴療法	吳德華編著	200 元
15. 神奇小針刀療法	韋丹主編	200 元
16. 神奇刮痧療法	童佼寅主編	200 元
17. 神奇氣功療法	陳坤編著	200 元

・常見病藥膳調養叢書・品冠編號 631

1. 脂肪肝四季飲食	蕭守貴著	200 元
2. 高血壓四季飲食	秦玖剛著	200 元
3. 慢性腎炎四季飲食	魏從強著	200 元
4. 高脂血症四季飲食	薛輝著	200 元
5. 慢性胃炎四季飲食	馬秉祥著	200 元
6. 糖尿病四季飲食	王耀獻著	200 元
7. 癌症四季飲食	李忠著	200 元
8. 痛風四季飲食	魯焰主編	200 元
9. 肝炎四季飲食	王虹等著	200 元
10. 肥胖症四季飲食	李偉等著	200 元
11. 膽囊炎、膽石症四季飲食	謝春娥著	200 元

・彩色圖解保健・品冠編號 64

1. 瘦身	主婦之友社	300 元
2. 腰痛	主婦之友社	300 元
3. 肩膀痠痛	主婦之友社	300 元
4. 腰、膝、腳的疼痛	主婦之友社	300 元
5. 壓力、精神疲勞	主婦之友社	300 元
6. 眼睛疲勞、視力減退	主婦之友社	300 元

・休閒保健叢書・品冠編號 641

1.	瘦身保健按摩術	聞慶漢主編	200 元
2.	顏面美容保健按摩術	聞慶漢主編	200 元
3.	足部保健按摩術	聞慶漢主編	200 元
4.	養生保健按摩術	聞慶漢主編	280 元
5.	頭部穴道保健術	柯富陽主編	180 元
6.	健身醫療運動處方	鄭寶田主編	230 元
7.	實用美容美體點穴術＋VCD	李芬莉主編	350 元

・心 想 事 成・品冠編號 65

1.	魔法愛情點心	結城莫拉著	120 元
2.	可愛手工飾品	結城莫拉著	120 元
3.	可愛打扮 & 髮型	結城莫拉著	120 元
4.	撲克牌算命	結城莫拉著	120 元

・健康新視野・品冠編號 651

1.	怎樣讓孩子遠離意外傷害	高溥超等主編	230 元
2.	使孩子聰明的鹼性食品	高溥超等主編	230 元
3.	食物中的降糖藥	高溥超等主編	230 元

・少 年 偵 探・品冠編號 66

1.	怪盜二十面相	（精）	江戶川亂步著	特價 189 元
2.	少年偵探團	（精）	江戶川亂步著	特價 189 元
3.	妖怪博士	（精）	江戶川亂步著	特價 189 元
4.	大金塊	（精）	江戶川亂步著	特價 230 元
5.	青銅魔人	（精）	江戶川亂步著	特價 230 元
6.	地底魔術王	（精）	江戶川亂步著	特價 230 元
7.	透明怪人	（精）	江戶川亂步著	特價 230 元
8.	怪人四十面相	（精）	江戶川亂步著	特價 230 元
9.	宇宙怪人	（精）	江戶川亂步著	特價 230 元
10.	恐怖的鐵塔王國	（精）	江戶川亂步著	特價 230 元
11.	灰色巨人	（精）	江戶川亂步著	特價 230 元
12.	海底魔術師	（精）	江戶川亂步著	特價 230 元
13.	黃金豹	（精）	江戶川亂步著	特價 230 元
14.	魔法博士	（精）	江戶川亂步著	特價 230 元
15.	馬戲怪人	（精）	江戶川亂步著	特價 230 元
16.	魔人銅鑼	（精）	江戶川亂步著	特價 230 元
17.	魔法人偶	（精）	江戶川亂步著	特價 230 元
18.	奇面城的秘密	（精）	江戶川亂步著	特價 230 元
19.	夜光人	（精）	江戶川亂步著	特價 230 元

20. 塔上的魔術師	（精）	江戶川亂步著	特價	230 元
21. 鐵人Q	（精）	江戶川亂步著	特價	230 元
22. 假面恐怖王	（精）	江戶川亂步著	特價	230 元
23. 電人M	（精）	江戶川亂步著	特價	230 元
24. 二十面相的詛咒	（精）	江戶川亂步著	特價	230 元
25. 飛天二十面相	（精）	江戶川亂步著	特價	230 元
26. 黃金怪獸	（精）	江戶川亂步著	特價	230 元

・武 術 特 輯・大展編號 10

1. 陳式太極拳入門	馮志強編著	180 元
2. 武式太極拳	郝少如編著	200 元
3. 中國跆拳道實戰 100 例	岳維傳著	220 元
4. 教門長拳	蕭京凌編著	150 元
5. 跆拳道	蕭京凌編譯	180 元
6. 正傳合氣道	程曉鈴譯	200 元
7. 實用雙節棍	吳志勇編著	200 元
8. 格鬥空手道	鄭旭旭編著	200 元
9. 實用跆拳道	陳國榮編著	200 元
10. 武術初學指南	李文英、解守德編著	250 元
11. 泰國拳	陳國榮著	180 元
12. 中國式摔跤	黃　斌編著	180 元
13. 太極劍入門	李德印編著	180 元
14. 太極拳運動	運動司編	250 元
15. 太極拳譜	清・王宗岳等著	280 元
16. 散手初學	冷　峰編著	200 元
17. 南拳	朱瑞琪編著	180 元
18. 吳式太極劍	王培生著	200 元
19. 太極拳健身與技擊	王培生著	250 元
20. 秘傳武當八卦掌	狄兆龍著	250 元
21. 太極拳論譚	沈　壽著	250 元
22. 陳式太極拳技擊法	馬　虹著	250 元
23. 二十四式/三十二式太極拳/劍	闞桂香著	180 元
24. 楊式秘傳 129 式太極長拳	張楚全著	280 元
25. 楊式太極拳架詳解	林炳堯著	280 元
26. 華佗五禽劍	劉時榮著	180 元
27. 太極拳基礎講座：基本功與簡化 24 式	李德印著	250 元
28. 武式太極拳精華	薛乃印著	200 元
29. 陳式太極拳拳理闡微	馬　虹著	350 元
30. 陳式太極拳體用全書	馬　虹著	400 元
31. 張三豐太極拳	陳占奎著	200 元
32. 中國太極推手	張　山主編	300 元
33. 48 式太極拳入門	門惠豐編著	220 元
34. 太極拳奇人奇功	嚴翰秀編著	250 元

35. 心意門秘籍	李新民編著	220 元
36. 三才門乾坤戊己功	王培生編著	220 元
37. 武式太極劍精華＋VCD	薛乃印編著	350 元
38. 楊式太極拳	傅鐘文演述	200 元
39. 陳式太極拳、劍 36 式	闞桂香編著	250 元
40. 正宗武式太極拳	薛乃印著	220 元
41. 杜元化＜太極拳正宗＞考析	王海洲等著	300 元
42. ＜珍貴版＞陳式太極拳	沈家楨著	280 元
43. 24 式太極拳＋VCD	中國國家體育總局著	350 元
44. 太極推手絕技	安在峰編著	250 元
45. 孫祿堂武學錄	孫祿堂著	300 元
46. ＜珍貴本＞陳式太極拳精選	馮志強著	280 元
47. 武當趙堡太極拳小架	鄭悟清傳授	250 元
48. 太極拳習練知識問答	邱丕相主編	220 元
49. 八法拳 八法槍	武世俊著	220 元
50. 地趟拳＋VCD	張憲政著	350 元
51. 四十八式太極拳＋DVD	楊 靜演示	400 元
52. 三十二式太極劍＋VCD	楊 靜演示	300 元
53. 隨曲就伸 中國太極拳名家對話錄	余功保著	300 元
54. 陳式太極拳五功八法十三勢	闞桂香著	200 元
55. 六合螳螂拳	劉敬儒等著	280 元
56. 古本新探華佗五禽戲	劉時榮編著	180 元
57. 陳式太極拳養生功＋VCD	陳正雷著	350 元
58. 中國循經太極拳二十四式教程	李兆生著	300 元
59. ＜珍貴本＞太極拳研究	唐豪・顧留馨著	250 元
60. 武當三豐太極拳	劉嗣傳著	300 元
61. 楊式太極拳體用圖解	崔仲三編著	400 元
62. 太極十三刀	張耀忠編著	230 元
63. 和式太極拳譜＋VCD	和有祿編著	450 元
64. 太極內功養生術	關永年著	300 元
65. 養生太極推手	黃康輝編著	280 元
66. 太極推手祕傳	安在峰編著	300 元
67. 楊少侯太極拳用架真詮	李璉編著	280 元
68. 細說陰陽相濟的太極拳	林冠澄著	350 元
69. 太極內功解祕	祝大彤編著	280 元
70. 簡易太極拳健身功	王建華著	180 元
71. 楊氏太極拳真傳	趙斌等著	380 元
72. 李子鳴傳梁式直趟八卦六十四散手掌	張全亮編著	200 元
73. 炮捶 陳式太極拳第二路	顧留馨著	330 元
74. 太極推手技擊傳真	王鳳鳴編著	300 元
75. 傳統五十八式太極劍	張楚全編著	200 元
76. 新編太極拳對練	曾乃梁編著	280 元
77. 意拳拳學	王薌齋創始	280 元
78. 心意拳練功竅要	馬琳璋著	300 元

國家圖書館出版品預行編目資料

靈芝治百病／陳瑞東 著；杜秀卿 譯
－2版－臺北市，大展，2002【民91】
面；21公分－元氣系列；4
譯自：がン・成人病に効く靈芝
ISBN 978-957-468-173-0（平裝）
1. 靈芝
414.3 91018061

First published in Japan in 1993 by Heart Shuppan
Chinese translation rights arranged with Heart Shuppan
through Japan Foreign-Rights Centre/Keio Cultural Enterprise CO., Ltd.

版權仲介／京王文化事業有限公司

靈芝治百病

ISBN 978-957-468-173-0

原著者／陳瑞東
譯　者／杜秀卿
發行人／蔡森明
出版者／大展出版社有限公司
社　址／台北市北投區（石牌）致遠一路2段12巷1號
電　話／（02）28236031・28236033・28233123
傳　真／（02）28272069
郵政劃撥／01669551
網　址／www.dah-jaan.com.tw
E-mail／service@dah-jaan.com.tw
登記證／局版臺業字第2171號
承印者／傳興印刷有限公司
裝　訂／建鑫裝訂有限公司
排版者／千兵企業有限公司
2版1刷／2002年（民91年）12月
2版3刷／2010年（民99年）4月
定價／180元

大展好書　好書大展
品嘗好書　冠群可期

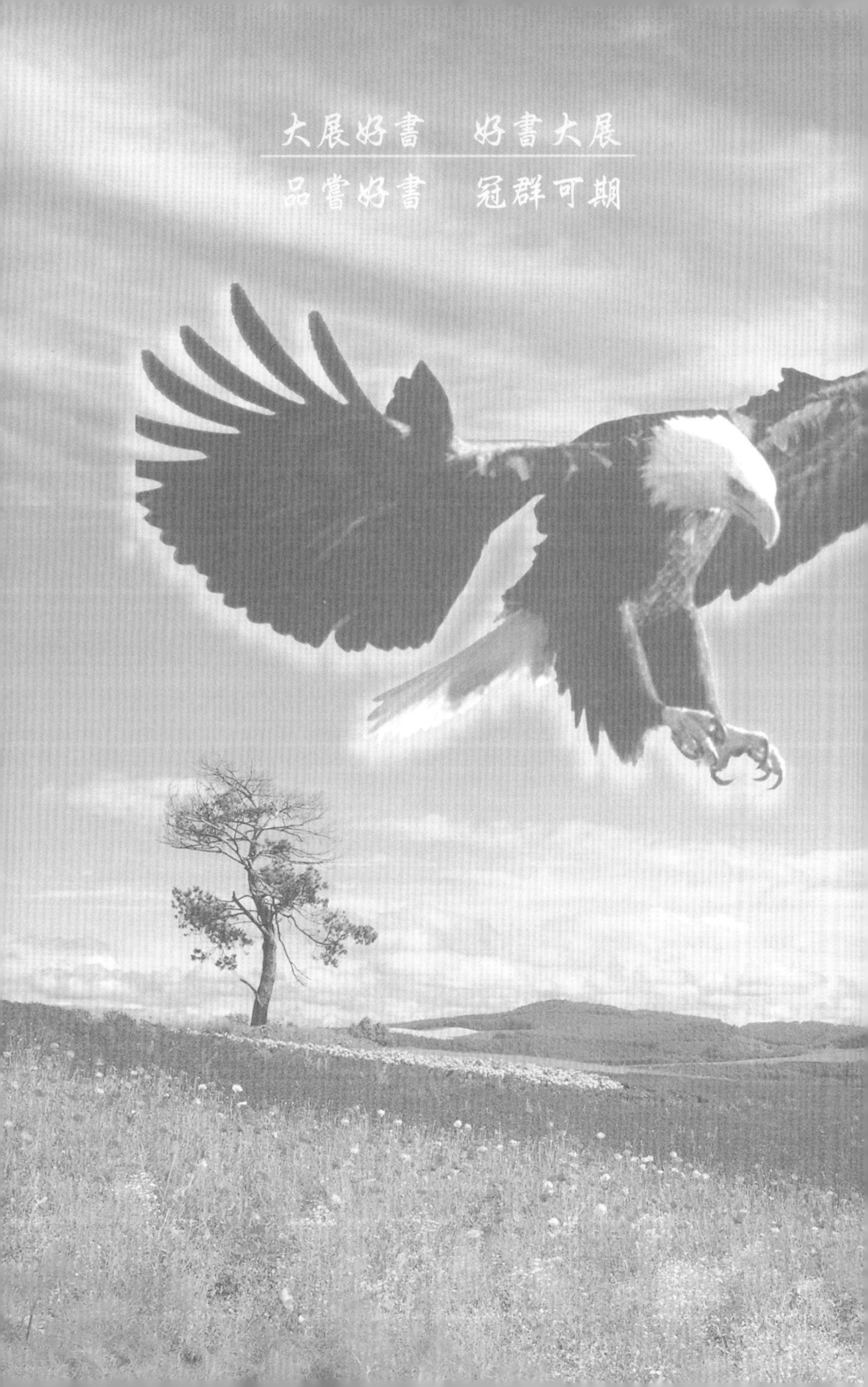
大展好書　好書大展
品嘗好書　冠群可期